幽门螺杆菌感染及相关胃病防治问答

主审　陶可胜
主编　陶可胜　梁建伟　王俊红
　　　杨德利　王桂芳

科学技术文献出版社
SCIENTIFIC AND TECHNICAL DOCUMENTATION PRESS
·北京·

图书在版编目（CIP）数据

幽门螺杆菌感染及相关胃病防治问答/陶可胜等主编 . —北京：科学技术文献出版社，2016.5（2022.1重印）

ISBN 978-7-5189-1265-0

Ⅰ.①幽… Ⅱ.①陶… Ⅲ.①幽门螺旋菌—螺杆菌感染—防治—问题解答 Ⅳ.①R573.6-44

中国版本图书馆 CIP 数据核字（2016）第 079404 号

幽门螺杆菌感染及相关胃病防治问答

策划编辑：宋红梅 责任编辑：宋红梅 责任校对：赵 瑗 责任出版：张志平

出 版 者	科学技术文献出版社	
地 址	北京市复兴路 15 号 邮编 100038	
编 务 部	（010）58882938，58882087（传真）	
发 行 部	（010）58882868，58882870（传真）	
邮 购 部	（010）58882873	
官 方 网 址	www.stdp.com.cn	
发 行 者	科学技术文献出版社发行 全国各地新华书店经销	
印 刷 者	北京虎彩文化传播有限公司	
版 次	2016 年 5 月第 1 版 2022 年 1 月第 7 次印刷	
开 本	880×1230 1/32	
字 数	200 千	
印 张	8.75	
书 号	ISBN 978-7-5189-1265-0	
定 价	36.00 元	

编 委 会

前　　言

　　1982 年，澳大利亚学者 Warren 和 Marshall 首先从活动性慢性胃炎患者黏膜中成功地培养出幽门螺杆菌，并证明该细菌感染胃部会导致胃炎、胃溃疡、十二指肠溃疡。后来，大量研究证实幽门螺杆菌是人类感染最高的细菌之一，在我国人群中感染率高达 60%，城市为 50%，农村为 68%。幽门螺杆菌是引起消化性溃疡和活动性胃炎的罪魁祸首，也是 I 类胃癌致癌因子，及时地诊断并根除幽门螺杆菌是治愈胃病的前提。2005 年 10 月 3 日，诺贝尔奖评委会宣布 Warren 和 Marshall 获得 2005 年诺贝尔生理或医学奖，从此，"幽门螺杆菌（Hp）"这个专业名词，成为最出名的细菌之一，尤其是平时胃不好者，对此更是关注。

　　我的团队收集了国内外有关文献资料，并结合作者多年临床实践经验，主编了《幽门螺杆菌感染》一书，2005 年 8 月由国家知识产权出版社出版发行，2009 年 12 月获山东省卫生科技成果推广奖。2010 年更新部分内容出版了第二版。2015 年由科学技术文献出版社出版了《幽门螺杆菌感染》（第三版）。这几部书出版后颇受广大医务工作者和患者乃至健康公民的钟爱和推崇，对幽门螺杆菌感染、防治、推广起到积极作用。十多年来，我将由我等主编的这几部书赠送千余人，反馈的结果是内容较深看不懂，为此，我们以这几部书为基础，结合平时给患者治病和个人网站上相互交流、咨询的问题，整理成《幽门螺杆菌感染及相关胃病防治问答》一书，力求言简意赅，以便更好地宣传幽门螺杆菌感染及相关胃病防治知识。

近年来，随着体检项目的增多，许多医疗机构的体检套餐里都增加了幽门螺杆菌检查，有的通过抽血查幽门螺杆菌抗体，有的做尿素酶呼气试验，其目的是检测体检者体内有没有幽门螺杆菌。最近发现网络上和民间流传着这样的说法："胃癌可以在餐桌上传染，传染的源头就是幽门螺杆菌。"这使得许多幽门螺杆菌阳性者及家人大为紧张，似乎有大祸降临之势。其实幽门螺杆菌感染并非如此可怕！而且并非所有感染了幽门螺杆菌的人都必须接受治疗！我们在临床工作中也发现，许多患者对幽门螺杆菌缺乏正确认识，所以，现将幽门螺杆菌感染基础知识和相关胃病的防病知识，采用问答的形式介绍给人们，希望大家能够了解并正确认识幽门螺杆菌。

本书主要供胃病患者、医学院校师生、医务工作者参考，也可供健康公民参考。

由于编者水平和时间所限，本书可能会有不少缺点，希望读者不吝赐教和指正。

陶可胜

2016 年 3 月于岱下

目　　录

幽门螺杆菌感染及相关胃病 防治问答

第一章 幽门螺杆菌感染基础知识

第一节 幽门螺杆菌的发现与命名

1. 什么是幽门螺杆菌？

幽门螺杆菌（*Helicobacter pylori*，或 *H. pylori*，简称 HP 或 Hp）是一种革兰阴性微需氧菌，外观呈螺旋形或弧形弯曲，由活动的螺旋形菌体和数根带鞘鞭毛组成，属螺菌科。幽门螺杆菌主要寄居于胃和十二指肠，口腔及唾液中也存在，是多种胃病的致病菌，是慢性胃炎、消化性溃疡、胃黏膜相关淋巴组织淋巴瘤和胃癌的主要致病菌，为世界卫生组织认定的胃癌 I 类致癌原。幽门螺杆菌非常顽固，一旦受感染，如未采用正规治疗将终生受累，即自愈率接近于零。

2. 谁首先发现的幽门螺杆菌？

幽门螺杆菌存在人类的体内已达 5 万年以上。有资料证明，1893 年在狗胃中，1896 年在大鼠和猫胃中人们已经发现了螺旋样细菌。20 世纪初在溃疡性胃癌患者胃内容物中曾找到同样的细菌。其他报告也证实了这一发现，并注意到健康人胃中未发现这些细菌。经过 30 多年的努力，在良性消化性溃疡患者胃中发现了这些细菌。1938 年 Doenges 在一份综合性尸体解剖研究报告中提出胃中螺旋样菌的流行率达 43%，但是并未检查出这一细菌与不同的胃部疾病之间的关系。

对于这些细菌是否是人类胃肠道疾病的致病因子这一问题，一直存在很大的争论。当时大部分研究者认为人们在胃活检标本中所见到的这种细菌是经口吞服的污染物或是在口腔或咽部等处污染的细菌。这一假说在 1959 年因当时的一位有影响的学者 Palmer 发表了包含 1000 例胃活检标本的系列组织学研究报告而占了优势。此后人们对胃的细菌学的兴趣被泼了一盆冷水。

1975 年 Steer 和 Colin-Jones 报告在胃溃疡患者中胃黏液层下的胃黏膜上发现了细菌，重新引起了人们对胃细菌在消化性溃疡致病机制中作用的兴趣，这提示细菌可能降低胃黏膜的抵抗力，从而易发生溃疡。Steer 等企图分离这一细菌，但结果生长的是绿脓杆菌。后来仔细审阅文章中的图片提示在黏膜中所见的是一种与绿脓杆菌无关的螺形菌。现在看来这些作者分离到的绿脓性杆菌可能是来自内镜的污染菌，而图片中所见的才是我们现在大家感兴趣的幽门螺杆菌。

现在已知幽门螺杆菌能产生大量尿素酶，在发现它之前有学者曾证明在许多种动物胃中有内源性尿素酶活性的存在。1924 年 Luck 和 Seth 最早描述了这一活性；1955 年 Kornber 和 Devies 在一篇综述中下结论，认为胃尿素酶主要存在于胃体部，且来源于细菌。后来在人粪便中的研究还证实了这些酶与溃疡病之间的关系，甚至有人用尿素治疗某些患者取得了疗效。

在上述历史背景下，在胃镜检查已普及、分离培养空肠弯曲菌的微需 O_2 方法已经成熟的条件下，Marshall 等敏感地意识到胃中所见的螺旋菌形态上与粪便中分离到的空肠弯曲菌相似。既然用常规的需 O_2 和厌 O_2 方法都不能把它分离出来，何不用分离培养空肠弯曲菌的方法试一试呢？结果他们获得了成功。1983 年 Warren 和 Marshall 首先报道成功地从人胃黏膜组织中分离出螺旋状细菌，并证实了与活动性胃炎和溃疡病的相关性。

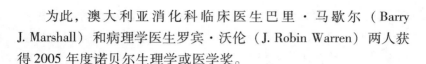

为此，澳大利亚消化科临床医生巴里·马歇尔（Barry J. Marshall）和病理学医生罗宾·沃伦（J. Robin Warren）两人获得 2005 年度诺贝尔生理学或医学奖。

3. 幽门螺杆菌是怎样被发现的？

1979 年，病理学医生 Warren 在慢性胃炎患者的胃窦黏膜组织切片上观察到一种弯曲状细菌，并且发现这种细菌邻近的胃黏膜总是有炎症存在，因而意识到这种细菌和慢性胃炎可能有密切关系。

1981 年，消化科临床医生 Marshall 与 Warren 合作，他们以 100 例接受胃镜检查及活检的胃病患者为对象进行研究，证明这种细菌的存在确实与胃炎相关。此外，他们还发现，这种细菌还存在于所有十二指肠溃疡患者、大多数胃溃疡患者和约 50% 胃癌患者的胃黏膜中。

经过多次失败之后，1982 年 4 月，Marshall 终于从胃黏膜活检样本中成功培养和分离出了这种细菌。为了进一步证实这种细菌就是导致胃炎的罪魁祸首，Marshall 和另一位医生 Morris 不惜喝下含有这种细菌的培养液，结果大病一场。

基于这些结果，Marshall 和 Warren 提出幽门螺杆菌涉及胃炎和消化性溃疡的病因学。1984 年 4 月 5 日，他们的成果发表于在世界权威医学期刊《柳叶刀》（*The Lancet*）上。成果一经发表，立刻在国际消化病学界引起了轰动，掀起了全世界的研究热潮。世界各大药厂陆续投巨资开发相关药物，专业刊物《螺杆菌》杂志应运而生，世界螺杆菌大会定期召开，有关螺杆菌的研究论文不计其数。通过人体试验、抗生素治疗和流行病学等研究，幽门螺杆菌在胃炎和胃溃疡等疾病中所起的作用逐渐清晰，科学家对该病菌致病机制的认识也不断深入。

幽门螺杆菌的发现及其寄居在人胃部的假说的形成是意外发

现、质疑和探索相结合的结果。Warren 最初注意到胃内存在一种螺旋形的细菌，最多称为一种意外发现。因为他并未对胃炎或溃疡寻求一种合适的解释，只是碰巧检查胃标本时使用了一种放大倍数很高的显微镜使该细菌能够被人类看见。而 Warren 并非有意识地去沿着其他观察到相似细菌的人的研究继续下去。事实上，他只是在每日的工作流程中意外地发现了这种细菌。

意外发现同样在做幽门螺杆菌的培养的过程中起了重要作用。19 世纪 70 年代，弯曲杆菌的培养技术已经发展起来，但 1981 年末利用该技术培养胃内细菌的 30 次尝试都以失败告终。1982 年 4 月，由于 4 天的复活节假期，所有细菌被放置在恒温箱里培养了 5 天，培养时间之长终于使菌落可以被看见，而培养 5 天是事先没有考虑到的。

银染色法使得这些微生物的形态和数量更加清晰后，惊讶与好奇心使 Warren 对这些细菌的本质提出了很多问题。惊讶的确是一个因素，因为人们普遍认为胃是无菌的。与对其他细菌的较多认识相比，对胃内细菌的了解之少激起了人们的好奇心。Marshall 也开始对该细菌的特征产生了疑问，在给 *The Lancet* 的信中，他写道："我的同事 Warren 博士对胃窦内存在的 S 型螺旋菌的描述可以引发以下的问题：为什么它们以前未被看见？它们是受损黏膜的病原体或仅仅与它们共存？它们属于弯曲杆菌吗？"因此"这些细菌到底是什么"的问题就引发出一个相当明确的研究，促使科学家去探索"这些细菌是否是某种已知的种类"。这个问题的答案是否定的，它是一个新的细菌种类。

总之，幽门螺杆菌的发现可被视为意外发现和好奇心的结果，这种好奇心使人产生疑问，从而去探索，进而有更多的疑问产生，最终认识了一种新的细菌种类。

4. 如何发现幽门螺杆菌导致溃疡病的？

1981 年，Marshall 设计了一项研究，观察 100 例患者中出现该细菌和患胃病的相关性。在研究的过程中，Marshall 阅读了大量文献，有趣的是在文献中发现了慢性胃炎和溃疡病之间有联系。1982 年 10 月 Marshall 的统计学结果显示，除胃炎患者存在幽门螺杆菌外，在 13 例十二指肠溃疡患者中也全部发现有这种细菌。1983 年，Warren 和 Marshall 在 *The Lancet* 杂志上发表了他们的研究结果，他们这样描述：这种细菌几乎存在于所有的慢性活动性胃炎、十二指肠溃疡或者胃溃疡患者中，所以这种细菌也许是导致这些疾病的重要原因。虽然关于溃疡病是细菌导致的假说在开始被很多胃肠病学家认为是荒谬的，但后来的研究极力支持 Marshall 和 Warren 的主张。

幽门螺杆菌导致溃疡病，在当时是很有争议的，仅仅是一种假说。Marshall 在 1983 年的信中总结道："假如像 Warren 所描述的那样，这些细菌真的和胃窦炎相关，那么它们可能在其他那些了解很少的胃炎相关疾病（即消化性溃疡和胃癌）中发挥一定作用。"形成这个假说的第一步是 Warren 注意到幽门螺杆菌与胃炎之间的关系。当他第一次观察到这种细菌时就觉得这种联系很明显，因为观察到的标本清楚显示靠近细菌的胃细胞受损，而远离细菌的胃细胞没有受损。在 Warren 看来，上述观察到的结果，可以提示在细菌和胃炎之间存在因果联系。他试图让胃肠病学家对这种细菌感兴趣，但没有成功，直到 Marshall 和他开展了一项研究。

作为一名临床医师，Marshall 很自然地提出这种新发现的细菌是否就是病原体的问题。这个问题的提出不仅仅是出于好奇，而且是基于治疗疾病的职业需要。关于"这种细菌是致病菌"的问题可以进一步发问："什么胃病可能由这种细菌造成？" 1982

年，Marshall 在仔细阅读文献的过程中，注意到文献提及慢性胃炎和溃疡相关论据。从 Warren 的工作中，Marshall 知道胃炎和细菌有关联。因此他很自然地去思考细菌也许和溃疡病相关。Marshall 设计了一项研究，研究目的是："①决定假如细菌和胃炎相关；②找出感染源；③培养这种细菌；④证实是什么病与这种感染有关。"这项研究在 1982 年展开，通过研究胃镜所见胃部表现与组织活检提示细菌之间的关系，在 77% 的胃溃疡患者中发现细菌，十二指肠溃疡患者 100% 发现细菌，而正常胃对照组只有50% 发现细菌。

Marshall 关于幽门螺杆菌导致溃疡的假说形成依赖于下列联系链条：①细菌与胃炎有关联（Warren）；②胃炎与溃疡有关联（文献）；③因此细菌也许与溃疡有关联；④细菌与溃疡相关联（试验研究）；⑤因此细菌也许导致溃疡。

Marshall 和 Warren（1984 年）在他们的论文中总结道："虽然因果关系不能在这项研究中被证实，但是我们认为幽门螺杆菌与慢性胃炎有病因学相关性，同时也很可能与消化性溃疡相关。"从第④到第⑤的推断可以得出一个简单的启示：假如 A 和 B 彼此相关联，那么他们也许就有因果联系。反过来说，是否溃疡导致细菌生长呢？也许由于胃溃疡提供一个有利于细菌生长的肥沃环境？但考虑到没有溃疡的患者也有细菌的出现，以及细菌并没有在胃溃疡的边缘突出部位更多的事实，故细菌导致溃疡的说法更显得合乎道理。

溃疡由细菌引起的假说发现过程包括质疑，由质疑进而去探索，并从相关联的各种因素中推导因果关系。

5. 抗生素可治愈消化性溃疡吗？

1981 年，在 Marshall 和 Warren 的系统研究开始前，他们用四环素治疗 1 例患有严重胃炎的患者。14 天后，患者胃部不适

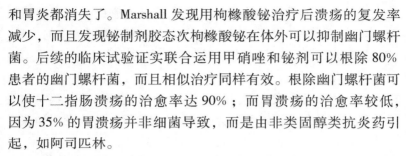

和胃炎都消失了。Marshall 发现用枸橼酸铋治疗后溃疡的复发率减少，而且发现铋制剂胶态次枸橼酸铋在体外可以抑制幽门螺杆菌。后续的临床试验证实联合运用甲硝唑和铋剂可以根除 80% 患者的幽门螺杆菌，而且相似治疗同样有效。根除幽门螺杆菌可以使十二指肠溃疡的治愈率达 90%；而胃溃疡的治愈率较低，因为 35% 的胃溃疡并非细菌导致，而是由非类固醇类抗炎药引起，如阿司匹林。

对于疾病的细菌原理论以及抗生素治疗，Warren 和 Marshall 非常熟悉，所以，早在 1981 年他们就用四环素治疗胃炎患者。关于溃疡是否可以被抗生素治愈的问题，可以提出的问题有：①溃疡与细菌相关且可能由细菌所致；②由细菌导致的相似的感染性疾病（如结核病）可以用抗生素治愈；③因此，溃疡或许也可以用抗生素治愈。

于是，溃疡病是否可以用抗生素治愈的问题，马上转变成一系列研究。在 1994 年 Marshall 报告了多种药物对根除幽门螺杆菌有效，且报告他们治愈了很多溃疡病患者。

在幽门螺杆菌与溃疡病关系的三项发现过程中，意外发现、质疑和探索在其中起了重要作用。幽门螺杆菌属意外发现，质疑催生了细菌导致溃疡假说的形成，探索使得抗生素成功治愈溃疡病成为现实。

6. 幽门螺杆菌的发现者为什么能获得诺贝尔奖？

大量研究表明，超过 90% 的十二指肠溃疡和约 80% 的胃溃疡，都是由幽门螺杆菌感染所导致的。目前，消化科医生已经可以通过内镜检查和呼气试验等诊断幽门螺杆菌感染。抗生素的治疗方法已被证明能够根治胃溃疡等疾病。幽门螺杆菌及其作用的发现，打破了当时已经流行多年的人们对胃炎和消化性溃疡发病机制的错误认识，被誉为是消化病学研究领域的里程碑式的革命。由于他们的发现，溃疡病从原先难以治愈反复发作的慢性病，变成了一种采用短疗程的抗生素和抑酸剂就可治愈的疾病，大幅度提高了胃溃疡等患者获得彻底治愈的机会，为改善人类生活质量做出了贡献。

这一发现还启发人们去研究微生物与其他慢性炎症疾病的关系，正如诺贝尔奖评审委员会所说："幽门螺杆菌的发现加深了人类对慢性感染、炎症和癌症之间关系的认识。"

2005 年 10 月 3 日，诺贝尔奖评审委员会宣布，将 2005 年度诺贝尔生理学或医学奖授予两位澳大利亚科学家：消化科临床医生巴里·马歇尔（Barry J. Marshall）和病理学医生罗宾·沃伦（J. Robin Warren），以表彰他们发现了幽门螺杆菌以及这种细菌在胃炎和胃溃疡等疾病中的作用。颁奖仪式于 2005 年 12 月 8 日在瑞典首都斯德哥尔摩举行。

7. 为何说我国学者与诺贝尔奖擦肩而过呢？

我们的祖先早就发现黄连等中药，左金丸、泻心汤等方可以治疗胃热、胃病。70 年代在鲁南地区细菌性痢疾大流行期间，医生应用庆大霉素、呋喃唑酮治疗菌痢时，发现许多溃疡病患者也治好了，且不再复发。人们当时没有想到这些药物的抗菌作用，没有进行细菌分离，而是想在消化道特别是从大脑组织中去找呋喃唑酮的神经受体进行研究。想尽了各种技术和办法，也没有找到神经受体。直到 80 年代澳大利亚学者论文发表以后，我国学者才恍然大悟。

8. 幽门螺杆菌是否有其他名字？

最初是凭其形态上与弯曲菌属细菌相似，分离培养方法也相似，只是从胃标本中分离到的，因此称作胃弯曲菌样细菌。不久，由于此菌在胃窦部多见，于 1983 年又改称作幽门弯曲菌，在 1987 年，更名为幽门弯曲杆菌。1989 年 Goodwin 等把该菌与弯曲菌属与 Wolinella 属的代表菌种从超微结构、脂肪酸组成、呼吸醌、生长特点、酶的活性五种表现型特征上作了系统的比较。他们认为该细菌既不应属于弯曲菌属，亦不归 Wollinella 属，应另立一个新属，称作螺杆菌属。因此，于 1989 年被再次更名为幽门螺杆菌（*Helicobacter pylori*，Hp）。目前，这个名称在国际性期刊和国际会议上，已得到普遍认可。对于幽门螺杆菌的归类和命名已无争论，但幽门螺杆菌的中文译名却有不同译法。国内最早研究幽门螺杆菌的学者张振华等将 *Helicobacter pylori* 译为幽门螺旋菌，因为 *Campylobacter* 的字尾也是 bacter，拉丁文广义是指细菌，*Campylobacter* 现已被译为弯曲菌，为了连贯性故将 *Helicobacter* 译为螺旋菌，其他多数学者将其译为幽门螺杆菌，中国台湾学者译为幽门曲旋菌，新加坡华文报章译为幽门螺杆菌或幽门螺旋菌。近几年，国内外已统称为幽门螺杆菌，英文简写 HP 或 Hp。

9. 我国对幽门螺杆菌研究现状如何？

我国于 1985 由上海张振华等首先报告幽门螺杆菌分离成功，从此国内逐渐开展幽门螺杆菌研究工作，1990 年 5 月在广东省珠海市首次召开了全国幽门螺杆菌专题学术会，1995 年 9 月在武汉召开了中华医学会第五次全国消化病学术会议的卫星会——幽门螺杆菌相关疾病及治疗会议，1996 年 2 月在我国广州召开了首届西太平洋幽门螺杆菌国际会议，1998 年 4 月在上海成立了全国幽门螺杆菌研究协作组，并召开了专题学术会，1999 年 4 月在海南省三亚市举行了我国第一次幽门螺杆菌专家共识会议，2003 年 10 月在安徽省桐城举行了全国幽门螺杆菌共识和流调工作会，达成了《桐城共识》。2007 年 8 月于江西庐山召开了第三次全国幽门螺杆菌若干问题共识会，达成了《庐山共识》。

幽门螺杆菌感染及相关胃病 防治问答

2012年达成《井冈山共识》。我国的许多研究工作已接近达到世界先进水平，而且有一些新的发现和见解，特别是近几年在中医中药和中西医结合方面的研究处于国际领先水平。

（陶可胜　马艳华）

第二节　幽门螺杆菌的特性

1. 幽门螺杆菌的形态如何？

幽门螺杆菌是一种细菌，肉眼是看不到的。在光镜下幽门螺杆菌是一种革兰染色阴性杆菌，常作S形或弧形弯曲。电镜下的形态学已有了充分的描述，它是一种单极、多鞭毛、末端钝圆、螺旋形弯曲的细菌。长$2.5 \sim 4.0 \mu m$，宽$0.5 \sim 1.0 \mu m$。有动力。在胃黏膜上皮细胞表面常呈典型的螺旋状或弧形。在固体培养基上生长时，除典型的形态外，有时可出现杆状或圆球状。菌体的一端可伸出$2 \sim 6$条带鞘的鞭毛。在分裂时，两端均可见鞭毛。鞭毛长为菌体的$1 \sim 1.5$倍。粗约为30nm。鞭毛的顶端有时可见一球状物，实为鞘的延伸物。每一鞭毛根部均可见一个圆球状根基伸入菌体顶端细胞壁内侧。在其内侧尚有一电子密度降低区域。鞭毛在运动中起推进器作用，在定居过程中起抛锚作用。

当周围环境不利于细菌生长时，如细菌接种量过多、延长培养、暴露空气（有氧环境）中、抗生素治疗后、低温、培养基的pH升高等，幽门螺杆菌会产生变异体，常见的为球形菌，也可呈长丝状、U型菌，均为革兰阴性菌。

2. 幽门螺杆菌生长和生存条件有哪些？

幽门螺杆菌是一种微需O_2菌。它的稳定生长需要依靠在生长的微环境中含$2\% \sim 8\%$的O_2。因此，它在大气中和绝对厌O_2

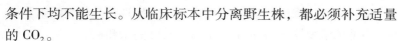

条件下均不能生长。从临床标本中分离野生株，都必须补充适量的 CO_2。

有人报告幽门螺杆菌能在 33 ~ 40.5℃ 和 pH 为 6.6 ~ 8.4 的条件下生长。但实际应用中仍以 37℃ 和 pH 7.0 ~ 7.2 为最适条件。幽门螺杆菌对低 pH 比一般细菌有较强耐受力。当 pH 小于 3.5 或大于 7.5 时生存能力下降，可以认为碱性环境不适于幽门螺杆菌的生长。

正因为幽门附近胃窦黏膜提供了良好的上述条件，故适宜幽门螺杆菌生存。幽门螺杆菌一旦离开适宜其生存的环境，就会很快死亡，其传染性并不太强。

3. 幽门螺杆菌喜欢藏匿于何处？

幽门螺杆菌除了生存于胃内，还可以存在于人的唾液、牙菌斑中，可造成自身感染，也可引起相互之间传播。

4. 幽门螺杆菌易感染哪些部位及组织？

幽门螺杆菌感染主要在胃、十二指肠、食道下端，不感染中、下消化道。幽门螺杆菌感染柱状上皮，胃十二指肠黏膜被覆单层柱状上皮，食道下端有上皮化生时也被覆单层柱状上皮。幽门螺杆菌不感染鳞状上皮。

5. 幽门螺杆菌有何生化特性？

（1）尿素酶：尿素酶是幽门螺杆菌的一个非常重要的酶。它能使尿素分解成二氧化碳与氨。由此发展出了许多种更加简便有效的或者能作非侵袭性体内诊断用的试验。幽门螺杆菌对临床实验室中常用于鉴定细菌的大多数经典试验不起反应。但是尿素酶常用作幽门螺杆菌的生化鉴定。

（2）黏附性：自然条件下，大量幽门螺杆菌仅出现在胃上皮细胞表面，细胞间隙及胃小凹中，而不出现在其他组织细胞表面，说明幽门螺杆菌对胃上皮细胞有特殊的亲和性。

6. 幽门螺杆菌致病机制有哪些？

幽门螺杆菌致病机制非常复杂，幽门螺杆菌致病因子对胃黏膜的损伤及其对人体损伤机制至今尚未完全明了。目前认为幽门螺杆菌的致病机制包括：幽门螺杆菌的定植、毒素引起的胃黏膜损害、宿主的免疫应答介导的胃黏膜损伤以及幽门螺杆菌感染后促胃液素和生长抑素调节失衡所致的胃酸分泌异常等。参与幽门螺杆菌致病的因子分为定植因子和毒力因子等。其中定植因子是幽门螺杆菌感染的首要条件。幽门螺杆菌本身的动力装置、黏附特性、有毒性作用的酶以及多种毒素既有利于其定植，也有助于幽门螺杆菌在高酸环境下存活，最终是否致病，有赖于幽门螺杆菌菌株的不同及宿主的差异。

幽门螺杆菌呈螺旋形，有鞭毛、适应性的酶和蛋白，使它能在胃腔不利的酸性环境中定植和生存。幽门螺杆菌产生的毒素和有毒性作用的酶能破坏胃黏膜屏障，它还能使机体产生炎症和免疫反应，影响胃酸的分泌，导致一系列疾病的形成。

幽门螺杆菌能使胃十二指肠产生炎症，使人体产生免疫反应。幽门螺杆菌感染后，可观察到胃黏膜细胞变性坏死，炎症细胞浸润，血清中检测到特异性抗体。炎症和免疫反应造成胃黏膜屏障的损害，导致一系列疾病的形成。

长期慢性幽门螺杆菌感染，可损伤胃上皮组织，包括上皮的坏死和凋亡，造成黏膜萎缩。目前认为，幽门螺杆菌产生的慢性炎症在修复过程中可导致细胞增生和氧化自由基的形成，体内自由基生成过多或清除不足时，过多的活性 O_2 可损伤重要的生物大分子，造成细胞、组织损伤，甚至器官功能障碍，也可损伤核酸和 DNA。增生过程中细胞 DNA 复制可能发生错误，产生基因

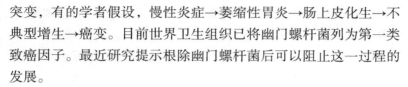

突变，有的学者假设，慢性炎症→萎缩性胃炎→肠上皮化生→不典型增生→癌变。目前世界卫生组织已将幽门螺杆菌列为第一类致癌因子。最近研究提示根除幽门螺杆菌后可以阻止这一过程的发展。

（陶可胜　马艳华）

第三节　幽门螺杆菌感染的危害

1. 幽门螺杆菌感染对人体有何危害？

幽门螺杆菌在胃内具有很强的活性与繁殖能力，是一种严重影响公众健康的细菌。其危害有：破坏胃的结构及功能，导致胃酸减少或缺乏，从而引起胃炎、消化性溃疡、淋巴瘤，并且是胃癌的致癌因子，可传播他人。随机对照研究证实，根除幽门螺杆菌对淋巴细胞性胃炎、胃增生性息肉有效。多项病例报道称根除幽门螺杆菌对 Menetrier 病（巨大肥厚性胃炎）治疗有效。

2. 幽门螺杆菌引起哪些基本病变？

幽门螺杆菌感染后主要病理改变包括胃黏膜上皮细胞萎缩、变性坏死，上皮细胞增生和炎性细胞浸润，引起的炎症是非化脓性炎症，急性炎症和慢性炎症常常并存，主要是慢性炎症和溃疡，与几种恶性肿瘤的发生也有密切关系。目前认为，幽门螺杆菌首先引起慢性胃炎、溃疡等良性疾病，在病变发展过程中可并发肠上皮化生、异型增生，重度异型增生可发展为胃癌。

3. 幽门螺杆菌感染者是否都患有胃病？

胃病患者中幽门螺杆菌检出率远高于无胃病人群中总的检出率，这说明幽门螺杆菌感染者并不都得胃病。这可能还蕴藏着与致病有关的其他因素，特别是遗传因素（宿主的易感性和菌株的型别差异等）。人类一旦感染幽门螺杆菌后，若不进行治疗，几乎终身处于持续感染中。因此，总的来说，感染率随着年龄增长而增长，胃病也增加。

4. 胃病都是由幽门螺杆菌感染引起的吗？

引起胃病的原因很多，如饮酒、药物、精神因素等，只有部分胃病与幽门螺杆菌感染有关。

5. 如何理解"无幽门螺杆菌，无溃疡"？

在没有发现幽门螺杆菌以前，医学界普遍认为，胃酸是引起消化性溃疡的主要原因，甚至有的专家提出"没有酸，就没有溃疡（No pH，No PU）"的观点。随着幽门螺杆菌的发现和研究的深入，现在又有人提出"无幽门螺杆菌，无溃疡（No Hp，No PU）"的观点，笔者认为以上两种观点均有一定的片面性。

胃酸与胃蛋白酶是造成消化性溃疡的主要损害因素。目前认为，幽门螺杆菌感染后，血清促胃液素水平升高，促进胃酸分泌，胃蛋白酶活性亦相应增加，导致溃疡形成。

促胃液素是胃窦 G 细胞分泌的一种肽类，能刺激壁细胞分泌胃酸，能刺激主细胞分泌少量胃蛋白酶。幽门螺杆菌尿素酶分解尿素产生的氨使得胃上皮表面 pH 升高，干扰了正常的胃酸对促胃液素的反馈作用，促胃液素水平升高反过来使胃酸分泌增高，促进了溃疡的生成。由于高酸状态，十二指肠可发生胃上皮化生，幽门螺杆菌能在胃上皮化生的黏膜上定植，造成炎症和溃疡。胃酸增高促使胃蛋白酶原向胃蛋白酶转化增强，促使胃黏液层加速分解，有利于胃酸和其他侵袭因子对胃上皮造成损伤导致溃疡形成。

6. 幽门螺杆菌感染对胃酸分泌有何影响？

有关幽门螺杆菌感染对胃酸分泌的影响已有大量报道，结果显示幽门螺杆菌感染的十二指肠溃疡患者胃内 24 小时 pH 显著低于幽门螺杆菌阳性的慢性胃炎患者和幽门螺杆菌阴性的健康者，而且，在溃疡治愈和幽门螺杆菌根治后的一段时期内，其胃内 24 小时的酸度仍趋于升高。对胃酸分泌功能测定的结果表明，幽门螺杆菌阳性健康者的基础酸量（BAO）仅轻度增加，幽门螺杆菌根治 1 个月后即可降至正常；而幽门螺杆菌阳性十二指肠溃疡患者的 BAO 则显著增加，约为幽门螺杆菌阴性健康者的 3 倍，幽门螺杆菌根治 1 个月后，其 BAO 仅降低约 50%，1 天后才恢复正常。外源性促胃液素和五肽促胃液素刺激的最大酸量（MAO）在幽门螺杆菌阳性和阴性的健康者之间无显著差异，但十二指肠溃疡患者的却显著增加，且幽门螺杆菌根治 1 年后，其 MAO 也未显著减少。

Elomer 等通过可促进胃窦促胃液素释放和胃酸分泌的促胃液素释放多肽静脉注射后发现，幽门螺杆菌阳性健康者的胃酸分泌量较幽门螺杆菌阴性健康者的增加了近 3 倍，而十二指肠溃疡患者则增加了 6 倍之多。幽门螺杆菌根治 1 个月后，幽门螺杆菌阳性健康者对促胃液素释放多肽的泌酸反应恢复正常，而十二指肠溃疡患者则 1 年后才降至正常。

7. 幽门螺杆菌感染可引起哪些胃外疾病？

许多证据表明，幽门螺杆菌感染与不明原因缺铁性贫血、特发性血小板减少性紫癜（ITP）和维生素 B_{12} 缺乏相关。因此，共识建议应对有上述疾病的患者进行幽门螺杆菌检测和根除治疗。根除幽门螺杆菌可增加血红蛋白水平；根除幽门螺杆菌可使 50% 以上特发性血小板减少性紫癜患者血小板计数上升。近来有不少幽门螺杆菌与偏头痛、脑血管病、帕金森病、哮喘和过敏性疾病等相关报告。

8. 过敏性紫癜与幽门螺杆菌感染有关吗?

过敏性紫癜的发病机制未明,可能由于细菌或病毒感染、其他疾病影响等致免疫复合物形成,激活补体出现坏死性血管炎。有个案报道合并幽门螺杆菌感染的过敏性紫癜患者在根除幽门螺杆菌后症状消失,随访 10 月后又复发者,检测幽门螺杆菌再次阳性,成功根除后症状再次消失。Cecchi 等对 1 例 62 岁男性患者进行了观察,该患者患有过敏性紫癜及十二指肠球部溃疡,胃内幽门螺杆菌感染,经奥美拉唑、阿莫西林和克拉霉素治疗后,紫癜治愈。推测幽门螺杆菌感染可能是过敏性紫癜的发病因素之一。当然目前二者之间的关系尚未明确,幽门螺杆菌在发病中的作用机制也未阐明,但上述疾病患者如并发幽门螺杆菌感染进行根除治疗,对部分患者可能有效。

9. 慢性荨麻疹与幽门螺杆菌感染有关吗?

Dicampli 等对 42 例慢性荨麻疹患者进行评估,根据 ^{13}C 尿素呼气试验结果证实有 23 例有幽门螺杆菌感染,经三联根除治疗后,结果 18 例完成治疗者中有 16 例幽门螺杆菌感染被根除。随访期间,16 例中有 13 例荨麻疹症状完全缓解,3 例部分缓解,而无幽门螺杆菌感染和治疗后幽门螺杆菌未根除者,荨麻疹症状无改变。国内孙琦巍等对 68 例慢性荨麻疹患者进行胃镜检查,并作 Giemsa 染色测幽门螺杆菌,并与 32 例志愿者进行观察比较。68 例慢性荨麻疹患者中出现胃黏膜风团、水肿、红斑 58 例(58.3%),有组织病理改变的 56 例(82.4%),主要为非特异性改变,检测出幽门螺杆菌 59 例(86.8%)。对照组 32 例,均未出现胃黏膜风团、水肿,有组织病理改变者 15 例(46.9%),

均为非特异性改变，14 例检测出幽门螺杆菌（43.8%），两组差异具有非常显著性。对 10 例患者进行抗幽门螺杆菌正规治疗 2 周后，能明显减轻或消除胃部症状，荨麻疹消失。用有效的抗生素进行彻底的根除幽门螺杆菌治疗，结果发现用抗生素治疗荨麻疹是有效的。

10. 口臭与幽门螺杆菌感染有关吗？

口臭是指口腔中散发出令人不愉快气味的一种症状，与生硫化氢和甲硫醇等气体有关。口臭主要与口腔、呼吸道疾病有关。口臭与幽门螺杆菌的关系最早可追溯到 1984 年，其发现者 Marshall 博士吞服含有大量幽门螺杆菌的菌液以证实细菌的致病性，数天后其同事闻到他口腔中散发出难闻的臭味，随着抗幽门螺杆菌的治疗，其口臭消失。研究发现，口臭患者幽门螺杆菌感染率显著高于无口臭的受试者，而且胃内幽门螺杆菌的感染这一变量进入 Logistic 回归方程，说明在排除了其他因素的干扰后，胃内幽门螺杆菌感染仍然是口臭发生的危险因素。提示其在口臭发病过程中具有一定作用。

关于幽门螺杆菌致臭的原因目前尚不清楚，有以下 3 种可能：①幽门螺杆菌具有尿素酶活性。可以分解尿素产生氨和二氧化碳，氨是一种具有特殊臭味的物质。②最新的研究发现，体外培养的幽门螺杆菌可以产生硫化氢和甲硫醇，而这两种气体是目前所知口臭中最主要的成分。计春燕等发现，口臭患者食管下段压力明显低于无口臭组，提示胃内幽门螺杆菌产生的氨及挥发性硫化物可能通过反流进入口腔，从而产生口臭。③由于幽门螺杆菌是引起胃炎、胃十二指肠溃疡的重要病因。当存在该菌感染时，胃肠功能在不同程度上受到损害，可能导致食物在胃肠中潴留时间过长。经胃肠道内其他细菌腐败分解产生各种有臭味的气体。

（赵正华 陶可胜）

第四节　幽门螺杆菌感染的传播与预防

1. 胃病传染吗？

胃病是个广义的概念，包含西医的胃食管反流病、急慢性胃炎、消化性溃疡、功能性消化不良、肿瘤等；中医的范畴包括胃痛、胃痞、噎嗝、嘈杂、吐酸、呃逆等病症。部分幽门螺杆菌感染相关性胃病如溃疡病、慢性胃炎等，因幽门螺杆菌传播而传染。

2. 幽门螺杆菌传染吗？

幽门螺杆菌具有一定的传染性，统计显示，我国成人幽门螺杆菌感染率高达40%~60%，全世界约50%的人都携带幽门螺杆菌，大量研究证实幽门螺杆菌是人类感染最高的细菌之一，传播的途径主要是消化道。但是其传染条件和生存环境却非常苛刻，只有在37~38℃温度和微厌氧环境下，才能够存活和传播。

3. 幽门螺杆菌感染传染源在何处？

自然人群中幽门螺杆菌感染率是如此之高，因此人类是幽门螺杆菌感染的主要感染源应该是毫无疑问的。人类是幽门螺杆菌的唯一的天然宿主。由于自然环境中幽门螺杆菌仅能存活很短时间，在自然环境中从未分离出幽门螺杆菌，而且幽门螺杆菌在试管内生长太缓慢，从污染源中也难以培养。现在的问题是除了人类以外是否还有其他的传染源。在非人的灵长类动物——某些猴类、鼬鼠、猫狗等动物的胃中，亦曾分离到幽门螺杆菌。因此有人认为幽门螺杆菌感染也是动物源性传染病。关于这一点当然不能绝对排除。但是作为传染源来讲这些动物的机会是非常少的，

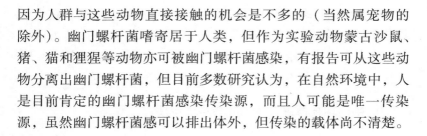

因为人群与这些动物直接接触的机会是不多的（当然属宠物的除外）。幽门螺杆菌嗜寄居于人类，但作为实验动物蒙古沙鼠、猪、猫和狸猩等动物亦可被幽门螺杆菌感染，有报告可从这些动物分离出幽门螺杆菌，但目前多数研究认为，在自然环境中，人是目前肯定的幽门螺杆菌感染传染源，而且人可能是唯一传染源，虽然幽门螺杆菌感可以排出体外，但传染的载体尚不清楚。

4. 幽门螺杆菌感染传播途径和方式有哪些？

幽门螺杆菌的传播方式和途径至今尚未完全明了。人—人传播是唯一传播途径，究竟通过粪—口、口—口、胃—口传播，还是其他途径传播目前尚有争议，尚没有证据表明它可通过性及血液等途径传播。在自然条件下，幽门螺杆菌通过人—人传播，而通过动物、宠物、苍蝇、昆虫传播未被证实，即使有也是个别现象。

5. 幽门螺杆菌感染者粪便是否传播？

幽门螺杆菌可通过胃肠道从粪便排出，存活的幽门螺杆菌污染食物和水源，从而使饮用者或食用者传播感染幽门螺杆菌。研究表明低温能延长幽门螺杆菌的生存期，因此低温保存的食物如被幽门螺杆菌污染会增加幽门螺杆菌的传播机会。马来西亚也已证实，幽门螺杆菌在自来水与牛奶中可以存活 4～10 天，因此，人们应喝煮沸的水以及新鲜消毒牛奶。此外，秘鲁一项研究表明，该国儿童幽门螺杆菌的流行与水源有关。

支持粪—口传播的根据是胃黏膜上皮更新脱落快，寄居其上的幽门螺杆菌必然随之脱落，通过胃肠道从粪便排出，污染食物和水源，传播感染。目前已从胃液中分离培养出幽门螺杆菌，从腹泻和胃酸缺乏的患者粪便中培养幽门螺杆菌。从自然环境中分离培养幽门螺杆菌亦是粪—口传播的证据，有报告从南美国家沟渠水中分离幽门螺杆菌成功。但也有研究显示幽门螺杆菌在牛奶和自来水中不能繁殖，但可存活 10 天和 4 天左右，并转为球形菌。正常人体十二指肠液对幽门螺杆菌有很强的杀菌作用，一般情况下幽门螺杆菌不可能通过这一屏障在粪便中存活。

6. 幽门螺杆菌感染者呕吐物是否传播？

胃—口传播是指幽门螺杆菌经感染者的呕吐物传给健康者。呕吐物也可以是传播的载体。主要发生在托儿所、幼儿园或小儿的兄弟姐妹中。医院内医生与护士中幽门螺杆菌感染率较高，提示污染的呕吐物或医疗器械可能有利于幽门螺杆菌的胃—口传播。

7. 幽门螺杆菌感染是否在家庭内传播？

家庭内的传播是最重要的感染途径。幽门螺杆菌感染具有家庭聚集性。家庭中的密切接触（如夫妻间的亲吻）和共同的生活习惯（如吃饭不分餐、共用牙具）等是幽门螺杆菌感染家庭聚集的可能原因。

国内有一项 150 对夫妻（平均结婚 6.5 年）的幽门螺杆菌感染情况调查，发现一方为幽门螺杆菌感染者，配偶感染幽门螺杆菌的比例为 78.94%；而一方幽门螺杆菌阴性者，其配偶幽门螺杆菌阳性为 20%，提示幽门螺杆菌感染存在家庭聚集性。在广州地区的一项流行病学调查显示，居住密度和感染率密切相关，提示密切接触增加传播机会，这和家庭聚集性的研究结论相符。有报道发现，在幼儿园、托儿所、部队人群中，幽门螺杆菌感染也呈聚集现象。

8. 接吻是否传染幽门螺杆菌？

口腔内的弱碱性微环境是幽门螺杆菌生长的良好环境。通过多种方法，可检测牙斑、唾液及口腔中可能存在幽门螺杆菌。口腔存在幽门螺杆菌，提示与胃内细菌感染有关。存活在胃液中的幽门螺杆菌可通过胃—食管反流进入口腔，滞留在牙齿上，通过唾液传播感染。因此要注意口腔卫生、防止病从口入。经科学检测发现，唾液内可以找到幽门螺杆菌的踪迹，而接吻是交换唾液最直接的方式。

9. 咀嚼喂食是否传染幽门螺杆菌？

研究发现非洲的儿童容易发生幽门螺杆菌感染，可能是因为母亲通过咀嚼喂食等方式传染给婴儿。西非一组报告母亲通过咀嚼食物后喂养的幼儿，与非咀嚼喂养的对照比较，幽门螺杆菌感染的危险系数为其 2.9 倍。我国一些母亲也习惯于先将食物嚼碎再喂给孩子，这种喂养方式易传播幽门螺杆菌。

10. 餐桌上的筷子是否传染幽门螺杆菌？

一项研究显示，中国人有共餐而不分餐的习惯，这时候就从幽门螺杆菌感染者口腔经餐具→菜或汤中→未感染者口腔。

11. 胃镜检查是否传染幽门螺杆菌？

近年来，通过胃镜造成的医源性幽门螺杆菌感染逐渐引起人们的重视。在检查幽门螺杆菌阳性患者后，用 PCR 法可发现61% 胃镜表面和内道受幽门螺杆菌污染，活检钳污染更为严重。用 DNA 指纹法的研究证实，胃镜污染引起 2 例患者感染幽门螺杆菌。荷兰一组对 281 例镜检前幽门螺杆菌阴性患者前瞻观察显示，有 3 例（1.1%）镜检后获幽门螺杆菌感染。日本学者观察到 1 913 939 例胃镜检查中有 420 例（占 0.02%）检查后约 1 周内发生急性胃黏膜病损，这部分患者镜检前血清幽门螺杆菌抗体阴性，镜检后过半数转为阳性，认为病损是内镜引起急性幽门螺杆菌感染的，故对内镜需用物理和化学方法彻底消毒。其他可引起幽门螺杆菌医源性传播的包括口腔科和儿科婴儿室等。

Mitchell HM 报告指出，内镜工作者中幽门螺杆菌感染率较一般人群高，且感染率与每周内内镜操作的频数成正比。肖正达等报告胃镜检查患者幽门螺杆菌阳性率与该患者检查频数间存在着一定的正相关性。胃镜室医务人员感染率为 82.4%，显著高于其他医务人员（66.4%）。严密的内镜消毒是阻断交叉感染的关键。常规三桶消毒法、人工清洗消毒、自动消毒机等大多难以对内镜操作部分（角钮、管道插口、各种按钮等）实施消毒，另外手套、橡皮盖等都存在潜在的传染源，有可能再次污染已消毒的镜身和器械，为此我们建议术者应采用一次性手套，要注意手的清洗，并选用防水型内镜，做到整体浸泡消毒，尽可能多条内镜交替使用以保证充分有效消毒。只要将内镜器械仔细清洗和消毒，就可以避免幽门螺杆菌经内镜传播。

12. 哪些人群容易感染幽门螺杆菌？

幽门螺杆菌感染呈全球性分布，但不同国家和地区或不同人群的感染率差异较大。感染率与经济情况、文化水平、居住条件、职业、当地公共卫生状况有关。发达国家感染率为 20%~40%，中国人群的感染率为 21%~93%，市区为 50%，郊区为 68.8%。国内一组胃病幽门螺杆菌感染调查资料发现河南省幽门螺杆菌感染率最高，为 88%，余为新疆（86%）、河北（82%）、江苏（78%）、广西（77%）、四川（76%）等。最低的为山西，为 44%，其次为山东（45%）、陕西（47%）、辽宁（55%）、福建（56%）等。

幽门螺杆菌感染随人群年龄增加而上升，持续时间可长达终生；社会经济状况低下者感染率高；发达国家每年增加 1%~2%，黑人高于白人。在国内属高感染，感染年龄较发达国家早

10～20 年；城市人群感染高于农村，5 岁以下分别为 38%、21%，5～40 岁为 76%、56%，40 岁以上为 68%、78%。研究结果表明幽门螺杆菌感染与吸烟、饮酒及服用药物无关。医护人员也是感染的高危人群。

13. 幽门螺杆菌感染有哪些表现？

绝大多数人尽管胃内终身携带幽门螺杆菌，临床上却一直没有症状，这就叫幽门螺杆菌的携带状态或携带者。幽门螺杆菌能够引起慢性胃炎，主要临床表现有：上腹部不适、胃胀、隐痛，有时发生嗳气、反酸、恶心、呕吐、口腔异味或口臭的症状，病程较为缓慢，但易反复发作。仅有极少数患者表现为消化性溃疡和胃肿瘤。

14. 幽门螺杆菌感染流行病学有何特征？

现已公认幽门螺杆菌是人类慢性胃病的主要病因，幽门螺杆菌流行病模式也适用于慢性胃炎。幽门螺杆菌的感染率随年龄的增加而上升，一旦感染如果未经系统抗幽门螺杆菌治疗可受累终生。在发达国家儿童感染并不普遍，每年增加 1%～2%，而成年人到了 60 岁，约有 50% 的人感染幽门螺杆菌。在发展中国家其感染在儿童阶段就可以发生。在成年人年龄组感染率上升超过发达国家水平。无论发展中国家还是发达国家，感染率在男人和妇女中几乎是同等的。目前在世界各地的多项研究中发现，有色人和黑色人的感染率明显比白人高，而且这一结果不受年龄、性别、收入、受教育程度、吸烟、饮酒及住房等因素的影响，幽门螺杆菌在社会经济状况差的人群中更易流行，低收入家庭幽门螺杆菌感染率比高收入家庭高。社会最低层感染率最高，中产阶层次之，而上层社会最低。因此有人把幽门螺杆菌感染称为"穷人病"，其实我们发现我国的富人感染幽门螺杆菌的并不少见，这可能与我国的饮食文化和习惯有关。

15. 幽门螺杆菌感染危险因素有哪些?

经济状况差、文化程度低、居住拥挤、卫生条件差、污染水源或食物、暴露于幽门螺杆菌感染者、胃肠镜医师、护士、共同居住的家人有幽门螺杆菌感染者。

16. 是否有预防幽门螺杆菌感染的疫苗?

目前,应用疫苗防治幽门螺杆菌感染是世界上幽门螺杆菌防治技术研究的热点。由于幽门螺杆菌可具有预防与辅助治疗的双重功效,因此市场前景广阔。在863计划生物工程技术主题、"创新药物和中药现代化"重大科技专项的资助下,第三军医大学研制的口服重组幽门螺杆菌分子内佐剂疫苗取得了重要进展,于2004年12月3日获准进行Ⅲ期临床研究工作。该疫苗为目前国内唯一进入临床研究的幽门螺杆菌疫苗,也是国际上第一个获准进入Ⅲ期临床研究的幽门螺杆菌疫苗,有望成为世界上第一种幽门螺杆菌疫苗。

2009年6月24日科技部在京宣布,我国率先在世界上研制成功"口服重组幽门螺杆菌疫苗"(简称幽门螺杆菌疫苗)。据第三军医大学校长王登高少将介绍,由该校教授邹全明领衔的科研团队采用基因工程技术,历时15年研制成功"口服重组幽门螺杆菌疫苗"。这是迄今为止世界上最早完成Ⅲ期临床研究并获得新药证书的原创性幽门螺杆菌疫苗。目前,该疫苗已经获国家食品药品监督管理总局批准颁发国家一类新药证书,主要适用于未感染幽门螺杆菌人群的预防接种,接种该疫苗后人体可在胃肠道产生特异性的高效抗体,从而构筑起预防幽门螺杆菌感染的"钢铁长城",可有效预防和控制幽门螺杆菌感染所致的相关疾病。该产品性价比高,且为口服剂型,使用方便。它是我国幽门螺杆菌相关胃病防治技术与产品科技攻关取得的一项标志性重大成果，标志着我国原创性疫苗研究取得重大突破，对于新型疫苗的研发具有重大借鉴意义。

17. 怎样预防幽门螺杆菌感染？

目前，幽门螺杆菌的感染源还不明了，也无特效的预防措施。研究人员虽在研究幽门螺杆菌疫苗，但还未问世。幽门螺杆菌对于生存环境非常苛刻，只有在 37~38℃酸性环境才能够存活。若能从以下几方面注意预防，还是有效果的。

（1）注意饮食卫生。被幽门螺杆菌污染的食物，幽门螺杆菌感染者的呕吐物及排泄物（粪），可能是人体幽门螺杆菌的感染源。因此，注意饮食卫生可以有效防止这一途径的幽门螺杆菌感染。平时应做到生、熟食品分开，生食食物要洗干净，餐具要认真消毒，餐前、便后要洗手，多人共餐时最好使用公筷和公勺。在农村还需保护水源，喝干净水。

（2）多食新鲜蔬菜、水果和粗粮。据报道，幽门螺杆菌感染可能会导致维生素 B_{12}、维生素 C 缺乏，而维生素 C 可抑制幽门螺杆菌的生长，因此患者应多食富含维生素 B_{12}、维生素 C 的新鲜蔬菜和水果，也要吃些麦片、荞麦、燕麦片等粗粮，有保护胃黏膜的作用。应避免吃对胃有刺激性食物，如辛辣、粗糙食物、浓茶、浓咖啡及吸烟、酗酒等。经流行病学调查和体外试验发现，大蒜有防治幽门螺杆菌感染的作用。

（3）多子女家庭尤应注意卫生。资料表明，居住卫生条件差、兄弟姐妹多是幽门螺杆菌感染的危险因素，这样的家庭更应注意环境、饮食等方面的卫生。

（4）医护人员加强自我保护意识。研究表明，胃肠道医护人员感染幽门螺杆菌的可能性较大，这类人员尤其要加强个人卫生，务必养成工作完毕后消毒、洗手的好习惯。

（5）幽门螺杆菌疫苗。为有效防止幽门螺杆菌感染，目前专家正在研制幽门螺杆菌疫苗，相信在不久的将来幽门螺杆菌疫苗会像乙肝疫苗一样广泛用于人类幽门螺杆菌的预防。

当前在传染源与传播方式未完全弄清之前，按照消化道疾病"病从口入"的规律，注意改善卫生条件仍是十分重要的预防措施。

18. 幽门螺杆菌感染可怕吗？

幽门螺杆菌感染并不可怕，只要人们正确认识其危害，积极做好防护，有消化相关不适症状尽早检查，在消化专科医生指导下规范治疗，一般经过 1~2 周正规治疗即可根除，幽门螺杆菌就不会对健康产生太大危害。

（赵正华　陶可胜）

第二章　幽门螺杆菌感染检测与诊断

第一节　幽门螺杆菌感染检测

1. 为什么检测幽门螺杆菌？

大量研究证实幽门螺杆菌是引起消化性溃疡和活动性胃炎的罪魁祸首，也是一类胃癌致癌因子，及时地诊断并根除幽门螺杆菌是治愈胃病的前提，并且该菌可能与一些胃外疾病的发病有关。如果你长期感觉胃部不适、胃胀、胃痛、胃酸、口腔异味，反复发作，需要检测一下幽门螺杆菌。

2. 哪些人需要检测幽门螺杆菌？

在中国幽门螺杆菌感染率达到 50% 以上，但并不是每一个人都需要检查是否存在幽门螺杆菌感染，进行检测的目的是确认幽门螺杆菌是否为某些临床疾病的病因，或者是为了预防某些疾病的进展，如消化性溃疡病、胃癌等，因此只有在患者准备接受幽门螺杆菌根除治疗时，才应当进行幽门螺杆菌感染的检测，否则就不要进行检测，另外在患者接受幽门螺杆菌根除治疗后应进行检测，以确认幽门螺杆菌是否被根除。

如果患者患有幽门螺杆菌相关临床疾病，而在采用某种幽门螺杆菌检测方法检测结果呈阴性时，应当再采用其他一种或几种检测方法进行详细检查，以明确患者是否存在幽门螺杆菌感染；

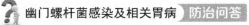

此外，当患者患有幽门螺杆菌相关临床疾病（如十二指肠溃疡），绝对不要在未经检测确认其是否感染幽门螺杆菌之前，就予患者进行根除治疗。

3. 幽门螺杆菌感染检测指征有哪些？

幽门螺杆菌感染检测指征：胃或者十二指肠溃疡；萎缩性胃炎；早期胃癌术后；低度恶性胃 MALT 淋巴瘤；准备长期服用 NSAID/阿司匹林药物治疗；准备长期接受抑酸剂治疗；胃癌患者一级亲属；与幽门螺杆菌感染者密切接触者；幽门螺杆菌根除治疗结束后确认幽门螺杆菌是否被根除。

4. 家人中有幽门螺杆菌感染者，是否都需要检测？

家人中有幽门螺杆菌感染者，若有胃病史或者有胃病症状者，最好检测一下幽门螺杆菌。建议经济条件较好的家庭成员，全面检测一下幽门螺杆菌。

5. 父母患有胃癌，是否需要检测幽门螺杆菌？

建议胃癌患者一级亲属和密切接触者，检测一下幽门螺杆菌。

6. 何时幽门螺杆菌感染检测最佳？

某些药物会影响幽门螺杆菌感染的检测，导致假阴性的结果，如抗生素、抑酸剂（尤其是质子泵抑制剂）、铋剂等，因此应当在幽门螺杆菌根除治疗结束至少 4 周后、或者停用质子泵抑制剂至少 2 周后方可进行幽门螺杆菌检测，以确认患者是否存在幽门螺杆菌感染或者幽门螺杆菌是否被根除。当怀疑患者存在幽门螺杆菌感染而检测结果呈阴性时，应当注意询问患者在检查前是否服用过影响检查的药物，停药时间是否足够，必要时可以在患者停药时间足够后再次进行相关检查以确认是否存在幽门螺杆菌感染。

7. 检测幽门螺杆菌感染的方法有哪些？

自 1982 年幽门螺杆菌首次从胃镜活检标本中分离培养成功以来的 30 多年来，相继开发了多种方法用于幽门螺杆菌感染的检测。依据取材有无创伤性，将幽门螺杆菌的检测方法分为两类：①侵入性的检测方法：指依赖胃镜取材的检测方法。包括组织学检测、细菌培养、快速尿素酶试验、分子生物学技术等。②非侵入性的检测方法：指不需要内镜检查的方法。主要包括：血清学检测、粪便抗原检测、^{13}C 尿素呼气试验、^{14}C 尿素呼气试验、^{15}N 尿氨排泄试验等。

如果根据检测方法的原理，可分为微生物学方法、血清学方法、尿素酶依赖试验、形态学方法和基因诊断。微生物学方法主要为细菌分离培养，该方法是诊断幽门螺杆菌感染的"金标准"；血清学方法主要包括 ELISA 检测、酶免疫试验、乳胶凝集试验、Western-blot 检测等；尿素酶依赖方法主要包括快速尿素酶试验、呼气试验等；形态学方法主要包括组织病理染色、涂片染色等；基因检测可通过胃液或者胃黏膜组织进行检测。通过多年的研究和临床验证，幽门螺杆菌感染的各种检测方法已相当成熟，对幽门螺杆菌感染的诊断标准及各种检测方法的评价也达成了较一致的共识。

目前，一般医院临床上常用的检测方法有：胃镜下快速尿素酶试验、血清学抗体检测、^{13}C 尿素呼气试验、^{14}C 尿素呼气试验。

8. 如何读懂幽门螺杆菌检查报告？

关于幽门螺杆菌检查报告中的检测数值是否超标，因仪器设备和检测方法不同，每个医院的标准值不同，且报告单上的数值与病情严重程度不成正比。如果感染幽门螺杆菌阳性，最好尽早去正规医院找消化科医生咨询或接受治疗。

9. 哪种检测幽门螺杆菌感染的方法最好？

幽门螺杆菌的检测有很多种方法，各有优缺点。临床应用上，一般主张血清学、粪便幽门螺杆菌抗原、尿液以及唾液幽门螺杆菌抗体检测可作为筛查以及流行病学调查手段，尿素酶试验作为快速诊断，活检组织检查和细菌培养作为确诊方法，由于耐药菌株的增加，培养与药敏显得尤为重要，粪便幽门螺杆菌抗原检测和^{13}C呼气试验用于确定经治疗后幽门螺杆菌是否根除。为了提高阳性率和准确性，最好能同时使用几种检查方法，取长补短。对于需要接受内镜检查的患者，快速尿素酶法是最好的选择。当高度怀疑患者存在幽门螺杆菌感染时，快速尿素酶法试验阳性即可确认幽门螺杆菌感染；而如果快速尿素酶法试验阴性，应当进一步通过组织学检查来确认；当患者反复治疗失败时，可以通过细菌培养来进行药物敏感试验。随着医学研究的不断深入，幽门螺杆菌的检测方法必将不断取得突破性进展。常用幽门螺杆菌检测方法的敏感性及特异性详见下表。

表1 常用幽门螺杆菌检测方法的敏感性及特异性

检测项目	敏感性（%）	特异性（%）
现症感染的诊断方法		
幽门螺杆菌培养	70~92	100
组织学检查（Warthin-Starry 银染或改良 Giemsa 染色）	93~99	95~99
尿素呼气试验（UBT）	90~99	89~99
快速尿素酶试验（RUT）	75~98	70~98
粪便抗原检测（幽门螺杆菌 SA）	89~96	87~94
曾经感染的诊断方法		
血清幽门螺杆菌抗体	88~99	86~99

（王桂芳　许红玲）

第二节 幽门螺杆菌感染诊断

1. 怎样诊断幽门螺杆菌感染?

幽门螺杆菌感染的诊断标准原则上要求可靠、简单,以便于实施和推广。幽门螺杆菌感染的诊断方法很多,应根据不同的诊断目的和单位条件选择诊断方法。应选用经过考核,敏感性、特异性高的试剂和方法进行检测。根据各项检测方法的特点,设立诊断和根除标准。

诊断和根除标准如下:①胃黏膜组织快速尿素酶试验、组织切片染色、幽门螺杆菌培养三项中任一项阳性;②^{13}C 或 ^{14}C 尿素呼气试验阳性;③幽门螺杆菌 – SA 检测(单克隆法)阳性;④血清幽门螺杆菌抗体检测阳性提示曾经感染(幽门螺杆菌根除后,抗体滴度在 5、6 个月后降至正常),从未治疗者可视为现症感染。

2. 幽门螺杆菌感染清除与根除有何区别?

在治疗幽门螺杆菌疗程结束时,检查幽门螺杆菌转为阴性为清除;在治疗幽门螺杆菌疗程结束 4 周以上,检查幽门螺杆菌转为阴性为根除。一般先清除后根除。

3. 如何判断幽门螺杆菌感染治疗效果?

首选推荐非侵入性技术,在根除治疗结束至少 4 周后进行,符合下述三项之一者可判断幽门螺杆菌根除:①^{13}C 或 ^{14}C 尿素呼气试验阴性;②幽门螺杆菌 – SA 检测(单克隆法)阴性;③基于胃窦、胃体两部位取材的快速尿素酶试验均阴性者。

4. 幽门螺杆菌感染诊断存在哪些问题?

幽门螺杆菌感染诊断存在许多问题。①假阴性结果：由于幽门螺杆菌在胃黏膜中呈"斑片状"分布，因取样为随机操作，若取单块组织进行检测时，可能出现假阴性。②假阳性结果：由于有些检测方法不具备幽门螺杆菌特异性，可能出现假阳性结果。③具有创伤性：快速尿素酶试验、组织涂片、胃液氨检测等方法需经胃镜或插鼻胃管获取样品标本后方能进行测定，给患者带来痛苦。④对实验条件及设备要求高：幽门螺杆菌所需的生长条件具有一定的特殊性，不仅需含血清、营养丰富的培养基，而且对生长环境氧含量及湿度的要求高，比如相对湿度须达98%以上。基于以上原因，历来作为诊断幽门螺杆菌的"黄金标准"细菌培养在许多地方不能得到应用。在尿素呼气试验中，用于检测 ^{13}C 的质谱仪价格昂贵，^{14}C – 则具有少量的放射性。⑤产生交叉反应：血清学检测是一种易被人们所接受的非损伤性检测方法，但目前常选用活体细菌、福尔马林处理过的细菌、酸性甘氨酸抽提物等作为抗原，而这些粗制的抗原制备物常与其他细菌间产生交叉反应，影响结果测定。

5. 幽门螺杆菌感染诊断的金标准是什么?

细菌学检查技术包括细菌培养和以幽门螺杆菌形态学特征为基础的组织学检查，需要通过内镜取得胃黏膜组织，属于侵入性检查，过去被认为是诊断幽门螺杆菌的金标准。由于以上检测过程复杂，目前已把呼气实验定为临床诊断幽门螺杆菌的金标准。

6. 涂片染色能否确诊幽门螺杆菌感染?

这是一种简便易行的形态学方法。只要取一块活检标本在玻璃片上作涂片，经革兰染色，即可在油镜下观察，由于革兰染色

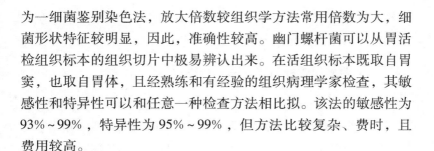

为一细菌鉴别染色法，放大倍数较组织学方法常用倍数为大，细菌形状特征较明显，因此，准确性较高。幽门螺杆菌可以从胃活检组织标本的组织切片中极易辨认出来。在活组织标本既取自胃窦，也取自胃体，且经熟练和有经验的组织病理学家检查，其敏感性和特异性可以和任意一种检查方法相比拟。该法的敏感性为93%~99%，特异性为95%~99%，但方法比较复杂、费时，且费用较高。

7. 胃黏膜组织切片染色能否镜检幽门螺杆菌？

幽门螺杆菌组织学检查主要是指活检组织病理染色形态学方法，可以在显微镜下直接看到细菌，需要胃镜取材和判断经验。人和动物幽门螺杆菌就是通过组织学方法发现的，幽门螺杆菌的致病也主要是通过组织学方法确定的，可以作为幽门螺杆菌诊断的金标准。胃黏膜活检组织印片对诊断幽门螺杆菌非常简单、价廉、快速，而且印片不影响组织块的质量，印片后的组织块可以继续用作组织病理学检查。细胞刷组织涂片检查也非常简单方便，总的阳性率还高于组织学检查，价廉快速，特别适合于幽门螺杆菌密度低时使用。幽门螺杆菌的染色方法很多，各有优缺点。

8. 如何培养幽门螺杆菌？

胃黏膜细菌培养分离幽门螺杆菌，是非常成熟的微生物学诊断方法之一，目前被认为是诊断幽门螺杆菌感染的"金标准"，敏感性和特异性都较高，可达98%和100%，具有广泛的用途：在基础研究方面可用于细菌分型、致病机制研究、建立幽门螺杆菌菌库，临床方面可用于幽门螺杆菌的临床诊断、评价新的诊断方法、评价药物治疗效果、体外药物敏感性实验等。这种方法也适合于分离培养粪便中的幽门螺杆菌。但该方法要求一定的厌氧培养条件和技术，作为常规诊断手段不易推广。目前一般医院均未开展该工作，仅在部分研究机构开展。

9. 何谓幽门螺杆菌尿素酶依赖性试验？

1984 年 Langenberg 发现幽门螺杆菌能够产生大量的尿素酶，该酶具有很高的酶活性，幽门螺杆菌产生的尿素酶活性相当于奇异变形杆菌的 2 倍，尿素酶阳性肠道菌的 7 倍，对幽门螺杆菌具有自身保护作用，它水解尿素，生成氨和二氧化碳，氨能在幽门螺杆菌菌体周围形成一层"氨云"，对抵御胃酸的杀菌作用具有重要意义。利用幽门螺杆菌的这一特性，依据 pH 的改变设计了快速尿素酶试验，依据放射性核素（^{13}C 或 ^{14}C）标记的二氧化碳呼出量，设计了呼气试验，依据氨排出设计了 ^{15}N – 尿氨排出试验，从而反映胃内尿素酶活性，以判断有无幽门螺杆菌感染。

10. 何谓快速尿素酶试验？

适于胃镜检查的患者，在胃镜室内进行。由于幽门螺杆菌在胃内的分布特点，故活检取材部位对结果影响较大，治疗前在胃窦距幽门 2～5cm 范围，多点取材为好，治疗后应在胃窦和胃体同时取材检测。将取得的黏膜组织放置到试剂或试纸上，观察颜色变化，判断阳性或阴性，以确定有无幽门螺杆菌感染。

快速尿素酶试验作为内镜检查中快速开展的检验项目，方法简便实用，快速灵敏，价格便宜，特别适合于在基层单位开展，应用本法诊断幽门螺杆菌感染的准确性可达 90% 以上，缺点是有一定的假阴性和假阳性，且不能用于治疗后疗效判断，试剂质量不稳定或观察时间不够长可严重影响判断结果。

（许红玲　王桂芳）

第三节 呼气试验

1. 何谓呼气试验？

呼气试验是指呼气成分的直接测定或测定摄入特定化合物后呼气中的标志性气体，实现对机体生理、病理状态的非侵入性判断。

中医闻诊是原始的呼气试验。20世纪是呼气试验全面发展的时期，^{13}C或^{14}C–尿素呼气试验诊断幽门螺杆菌感染的巨大成功，推动着呼气试验的广泛开展。

2. 呼气试验适应证有哪些？

呼气试验适应证有：①消化性溃疡（胃溃疡、十二指肠溃疡），无论是初发还是复发，不论活动与否，不论有无并发症（出血、穿孔）史；②胃黏膜相关淋巴组织淋巴瘤；③慢性胃炎伴明显黏膜异常如胃黏膜糜烂、中-重度萎缩、中-重度肠化、不典型增生；④长期服用质子泵抑制剂，或者计划长期使用非类固醇类抗炎药（NSAIDS）；⑤胃癌家族史，特别是无症状胃癌患者的一级亲属；⑥早期胃癌术后；⑦不明原因缺铁性贫血、特发性血小板减少性紫癜；⑧其他Hp相关性胃病如淋巴细胞性胃炎、胃增生性息肉、腺瘤、Ménétrier病；⑨功能性消化不良经常规治疗无效；⑩个人要求检查治疗。

3. ^{13}C–尿素呼气试验原理是什么？

人胃内的幽门螺杆菌可释放出具有特异性、内源性的尿素酶，它可以把尿素分解为NH_3和CO_2，CO_2被肠道吸收后可以呼气排出，口服稳定同位素^{13}C标记的尿素后，若有幽门螺杆菌感染，其呼气中会含有^{13}C标记的CO_2，将呼气中CO_2提纯，用高精度的气体同位素比值质谱仪检测，即可诊断幽门螺杆菌的感染，由于口服的^{13}C-尿素在胃中可均匀分布，只要在^{13}C-尿素接触的部位存在着幽门螺杆菌感染，就可灵敏地检测到，被检查者在口服 100 毫克左右^{13}C-尿素后，仅需在 30 分钟后吹几口气，即可获得可靠的测定结果，准确性为 95%。

4. ^{13}C-尿素呼气试验有何特点？

由于^{13}C没有放射性，尿素也是人体内正常成分，广泛存在于血液、脏器、乳汁中，无味，即使口服大于本检查所需剂量（75mg）的数倍，也不会有任何不良反应。此法适用于所有年龄和类型的受检查者，并可在短期内多次重复检查，无任何不良反应。

5. ^{13}C-尿素呼气试验有哪些注意事项？

如果受检查者在接受本项检查以前的 2~4 周内，因为其他目的而口服 3 天以上（有时甚至是更短的天数）抗生素时，有可能会因此对幽门螺杆菌产生抑制而导致假阴性的结果。为避免此种情况的发生，可在停药 4 周后再接受检查。

^{13}C-尿素呼气试验的检查要求受检查者在空腹状态下（通常要求空腹过夜或空腹达 2 小时以上）进行，并在整个检查过程中保持安静（坐、卧位均可）的状态。

6. ^{13}C-尿素呼气试验有何临床意义？

^{13}C呼气试验是采用稳定同位素及质谱学等技术检测幽门螺杆菌状况，检查无创伤，也无放射性损伤，是一种简便、实用、重复性好的非侵入性检测幽门螺杆菌的新方法。受检者口服 C 标记的尿素分解为 C 标记的CO_2，通过质谱仪来探测受检者呼

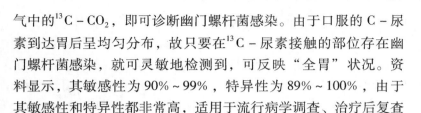

气中的$^{13}C - CO_2$，即可诊断幽门螺杆菌感染。由于口服的 C - 尿素到达胃后呈均匀分布，故只要在$^{13}C -$尿素接触的部位存在幽门螺杆菌感染，就可灵敏地检测到，可反映"全胃"状况。资料显示，其敏感性为 90% ~ 99%，特异性为 89% ~ 100%，由于其敏感性和特异性都非常高，适用于流行病学调查、治疗后复查状态。

$^{13}C -$呼气试验对医护人员及患者无害。临床上大大地扩大检测适应人群，儿童、孕妇、哺乳妇女及年迈体弱者均可使用，无辐射隐患，可进行治疗后近期复查，避免胃镜侵入性之苦，及治疗后中长期根除性治疗的复查。

7. $^{14}C -$尿素呼气试验原理是什么？

利用幽门螺杆菌富含尿素酶的特点，予受检者口服微剂量$(0.75 ~ 1.0\mu Ci)^{14}C -$尿素，胃内幽门螺杆菌产生的尿素酶催化尿素迅速水解成 NH_4^+ 和 $H^{14}CO_3^-$，后者吸收入血并经肺以二氧化碳形式呼出，收集呼气标本并测量$^{14}CO_2$便可判断幽门螺杆菌感染的存在，这便是$^{14}C -$尿素呼气试验（$^{14}C - UBT$）。由于口服的尿素均匀分布在胃内，胃内任何一处的幽门螺杆菌都能接触到尿素，故诊断幽门螺杆菌感染十分敏感和准确，已是国际上公认的幽门螺杆菌诊断标准之一；$^{14}C -$尿素呼气试验试剂及检测仪器价格适中，机器可长时间处于开机状态并可随时检查即时报告。虽然^{14}C属放射性核素，半衰期长，但其释放的是低能纯 β 射线。一次检查对人体的照射剂量不及一天的本底照射剂量，故对人体安全，美国核条例专业委员会于 1998 年 1 月 2 日宣布免于放射性管理。

8. $^{14}C -$尿素呼气试验有哪些注意事项？

$^{14}C -$尿素呼气试验注意事项：①孕妇、哺乳期妇女应避免

做此项检查。②胶囊应整粒服下，不得咬碎。③一个月内使用过抗生素、铋剂、质子泵抑制剂等幽门螺杆菌敏感药物可能影响诊断结果，因此检测前一个月应尽量停用此类药物。另外某些中药（如黄连）也可能会影响幽门螺杆菌的检测，导致假阴性的结果。④上消化道急性出血可使幽门螺杆菌受抑制，所以应在出血停止 5 天以后进行检查。⑤部分胃切除手术可能造成胶囊从胃中快速排空，而影响检查结果。

9. ^{14}C – 尿素呼气试验有何临床意义？

^{14}C 是一种半衰期较长的放射性核素，其辐射量仅相当于一次钡透的 1/1000，故是安全的。各实验室方法有所不同，但大多数实验室得出的结果基本一致，敏感性为 90% ~ 97%，特异性为 89% ~ 100%。该方法是一种简便、价廉、无创伤、安全可靠、重复性好、患者易接受的诊断幽门螺杆菌感染的方法。该法特别适用于临床上对幽门螺杆菌感染治疗效果复查和评价，幽门螺杆菌根除的判断，以及监测抗幽门螺杆菌后复发或再感染，决定是否进一步治疗，在筛选抗幽门螺杆菌药物上具有极其重要的临床价值；也适用于大规模普查，流行病学研究。在中国和欧洲的幽门螺杆菌共识意见中，该方法被首选推荐为确诊幽门螺杆菌现症感染及判断幽门螺杆菌根除的非侵入性诊断方法。

10. ^{13}C – 尿素呼气试验与 ^{14}C – 尿素呼气试验有何不同？

^{13}C – 尿素呼气试验与 ^{14}C – 尿素呼气试验，均是通过摄入 ^{13}C 或 ^{14}C 标记化合物、根据呼气 $^{13/14}CO_2$ 含量变化而非侵入诊断幽门螺杆菌感染的试验。两种试验的原理基本相同，准确性基本相同，多数报道的准确性均超过 95%，都是现症幽门螺杆菌感染诊断的金标准。

^{13}C 属于稳定核素，呼气 $^{13}CO_2$ 浓度通过同位素比值质谱法

和红外光谱法测定，^{13}C－尿素呼气试验仪器设备复杂，操作稍复杂，因此，检查的成本和收费价格较高，报告时间长，相对安全。可用于孕妇和幼儿检测。

^{14}C 属于放射性核素，呼气^{14}CO$_2$浓度通过液体闪烁测量法来完成，^{14}C－尿素呼气试验仪器设备简单，操作简单，报告时间短，因此，检查的成本和收费价格较低。微量^{14}C－尿素呼气试验对人体和环境都是安全的，是否适合用于孕妇和幼儿检测尚有争议。

（王桂芳 许红玲）

第四节 ^{15}N－尿氨排出试验

1. ^{15}N－尿氨排出试验原理是什么？

该方法是由我国吴继琼等首创并应用于临床的。该方法也是一种无创性检查，无放射性污染，具有较高的敏感性与特异性，其原理基本与标记碳的 CO$_2$ 呼气试验相同，即测试者口服^{15}N－尿素，在胃中经尿素酶作用分解成标记的^{15}NH$_3$ 和 CO$_2$，经消化系吸收进入血液循环，而^{15}NH$_3$标记的氨经机体氮代谢变为氨或尿素后由肾脏排除，然后收集 2 小时尿检出其^{15}N－尿氨的排出率，利用色谱联用仪检测，以判断胃内幽门螺杆菌感染程度。

2. ^{15}N－尿氨排出试验适应证有哪些？

适于幽门螺杆菌感染检测特别是孕妇、小孩、老年人需要诊断幽门螺杆菌感染但不宜作胃镜或是^{14}C－尿素呼气试验检查时；监测评价抗幽门螺杆菌药物的体内疗效和进行流行病学调查，等等。近年来对功能性胃消化不良究竟是否与幽门螺杆菌感染有关，临床上争论不休，可能^{15}N－尿氨排出试验是研究这一问题的最好方法之一。

3. ^{15}N – 尿氨排出试验检查过程是什么？

采集尿液标本，然后取尿标本作预处理后，即可上色质联用仪检测，并计算出 2 小时内^{15}N – 尿氨排出率。

4. ^{15}N – 尿氨排出试验有哪些注意事项？

由于^{15}N – 尿氨排出试验是一种尿素在胃内分解后，^{15}N 经吸收通过肾脏由尿排出的试验，因此有严重肝肾功能损害者不宜使用。

5. ^{15}N – 尿氨排出试验有何临床意义？

这一试验具有$^{13}CO_2$ 呼气试验同样的优点，它是无损伤性的，不需做胃镜，亦无放射性损伤；它的敏感性为 96%，特异性为 97%，重复稳定性良好，是定量的，且是反映整个胃的感染情况，克服了活检标本采样有损伤性和分布不均的缺点，采样比呼气试验方便，测定的准确性较高。缺点与^{13}C – 尿素呼气试验相同，检测需用质谱仪，检测费用较高。^{15}N – 尿素比^{13}C – 尿素要便宜得多，且有国产的，因此在必要时仍然是一种可以推广使用的方法。但因其需要价格昂贵的设备，一般医院都无力添置，阻碍该方法的普及与推行。

（栾兆生　王桂芳）

第五节　幽门螺杆菌免疫学检测

1. 血清幽门螺杆菌抗体检测原理是什么？

幽门螺杆菌菌体表面存在多种抗原组分如尿素酶、脂多糖、黏附素等，这些抗原均可刺激宿主产生免疫反应，产生 IgG、IgA、IgM 抗体，血清学主要检测的是可长期存在于血清中的 IgG。ELISA 法是目前最常用的定性或定量检测血清中幽门螺杆菌抗体 IgG 的方法。其敏感性为 94.68%，特异性为 89.04%，符合度为 92.22%。

2. 血清幽门螺杆菌抗体检测适应证有哪些？

血清幽门螺杆菌抗体检测适应证：①适合于幽门螺杆菌感染的初筛及流行病学调查。②抗幽门螺杆菌治疗随访。

3. 血清幽门螺杆菌抗体检测方法有哪些？

（1）菌体抗体的检测：补体结合试验、细菌凝集试验、被动血凝试验等方法由于敏感性、特异性、可靠性较差，目前已很少采用。间接免疫荧光法简单、快速、敏感性和特异性高，可以弥补培养法由于幽门螺杆菌弱、培养过程污染或培养基等因素所致培养阴性不足。但由于需荧光显微镜，其应用受到限制。免疫印迹法是取数株幽门螺杆菌整菌溶解物经 SDS – PAGE 电泳所得蛋白转移至硝酸纤维薄膜，取受检血清 2mL 与薄膜在摇动下室温过夜，洗涤后再分别以碱性磷酸酶标记的兔抗人 IgG、IgA 和 IgM 检出与血清中抗体结合的区带。研究认为，应用此法检查血清 IgG 和 IgA 抗体可以肯定诊断感染。适合不能做内镜者诊断幽门螺杆菌感染和易感人群的筛选。但该法操作烦琐，所显示的区带常常不恒定和不特异，给结果判断带来困难。酶联免疫吸附试验是目前临床应用最多的方法，其敏感性高、特异性强、稳定性好，可检测不同类型的抗体。Perez 等用超声粉碎物作抗原，结果抗幽门螺杆菌 – IgG、IgA 抗体特异性 94.4%，敏感性 93.1%，而 IgM 则无特异性。目前国内外均已有抗幽门螺杆菌抗体试剂盒供应。

（2）尿素酶抗体的检测：由于幽门螺杆菌富含尿素酶，故以尿素酶为抗原采用 ELISA 检测患者血清中特异性尿素酶抗体。国外 Karnes 报道其特异性为 100%，敏感性 93%。

（3）N－乙酰神经氨结合凝集素（NLBH）抗体的检测：Evans 等从无症状者和分离出的幽门螺杆菌 8826 株中提纯 NLBH，经证实无尿素酶活性，以此为抗原，行 ELISA 检测了 187 例血清，结果发现特异性 88.3%，敏感性 75%，消化性溃疡者 81.5% 可检出 NLBH 抗体。

（4）单克隆抗体的应用：Sugiyama 等发现三株特异性很高的幽门螺杆菌单抗，其中单抗幽门螺杆菌（CP_3）特异性识别幽门螺杆菌抗原 25kd，以单抗 CP_3 纯化的 25kd 蛋白为抗原应用 ELISA 检测幽门螺杆菌感染的患者血清，结果特异性 100%，敏感性 96.9%，且慢性胃炎、胃溃疡和十二指肠溃疡患者 CP_3 抗体滴度明显升高，CP_3 滴度与胃炎组织分级显著相关，故认为检测 CP_3 抗体可作为胃炎分级的指标。

（5）细胞毒素相关蛋白 A（CagA）：由于人群中幽门螺杆菌的感染率在 50% 以上，其中约 50% 的幽门螺杆菌含有细胞毒素相关蛋白基因 A，可产生细胞毒素相关蛋白 A 的幽门螺杆菌菌株的感染与消化性溃疡的发生有较高的相关性，有些学者甚至认为抗 CagA 阳性可作为消化性溃疡的一项参考指标。在胃癌中 CagA 阳性幽门螺杆菌的感染率也很高，多数报道在 95% 以上。发展快速及特异性检测 CagA 阳性幽门螺杆菌感染的方法具有重要意义。斑点金免疫渗滤试验是近几年来发展起的一项新的免疫检测技术，其微孔膜既能吸附蛋白质，又具有快速渗滤到毛细血管的作用。当血清标本通过微孔滤膜时，血清中的抗原或抗体不仅能与膜上的抗体或抗原结合，还能浓集于膜上而加快免疫反应，且胶体金标记物为红色，结合后即显红色斑点，不需加入其他试剂显色。该方法特异、敏感、简便、快速，一般可在 2～3 分钟内出结果，可单人份或多人份操作，且不需要特殊设备。适应于大面积、大样本的 CagA 阳性幽门螺杆菌的筛选，为 CagA 阳性幽门螺杆菌感染的诊断及流行病原研究带来极大的方便。

4. 血清幽门螺杆菌抗体检测有何临床意义？

由于幽门螺杆菌感染的自然清除是罕见的，因此一般可以假定血清学试验阳性表明现时有感染，除非已采用了抗幽门螺杆菌疗法，血清学方法简便，成本较低，患者对采血的这一点侵袭性远比做胃镜检查乐意接收，因此在一定条件下仍有它的使用价值。本法敏感、特异、简便、快速，即能检测幽门螺杆菌感染，又可了解感染程度，有利于抗幽门螺杆菌治疗随访，也适合于幽门螺杆菌感染的初筛。

5. 粪便幽门螺杆菌抗原检测原理是什么？

幽门螺杆菌粪便抗原试验：是用酶联免疫法检测粪便中幽门螺杆菌特异性抗原来诊断幽门螺杆菌感染的一种新方法，是一种非侵入性诊断方法。由于幽门螺杆菌定居于胃上皮细胞表面，而胃上皮细胞更新很快，在其更新的过程中，定植于上皮细胞表面的幽门螺杆菌随细胞脱落，经过肠道随粪便排出体外，可以用抗幽门螺杆菌抗体的酶联免疫方法检测到幽门螺杆菌抗原。

6. 粪便幽门螺杆菌抗原检测适应证有哪些？

在幽门螺杆菌感染的流行病学调查、儿童检测消化不良，或内镜检查前筛查，治疗后复诊等诸多方面具有较好的应用价值，尤其适用于婴幼儿幽门螺杆菌感染的检测，并可作为远期根治疗效的评价指标。

7. 粪便幽门螺杆菌抗原检测方法有哪些?

(1) 酶联免疫分析双抗体夹心法:幽门螺杆菌粪便抗原检测试验采用酶联免疫分析双抗体夹心法,能够特异性诊断人体内幽门螺杆菌。首先用幽门螺杆菌抗原免疫家兔,获得兔抗幽门螺杆菌抗血清,再由纯化的抗血清取得抗幽门螺杆菌多克隆抗体,利用氧化法将辣根或山葵过氧化物酶标记于兔抗幽门螺杆菌多克隆抗体上,最后把抗体进行包被封闭,即可用于检测。粪便标本可在 2~8℃ 贮存 3 天或无限期贮存于 -20℃。通过贮存可 1 次检测在数天或数周内收集的多个标本,从而使费用降低,并可供今后进一步分析。该方法需要酶标仪进行检测,完成试验约需要 2 个小时,需由专业技术人员进行检测。

(2) 基于横向流动色谱技术的幽门螺杆菌抗原免疫检测卡:该方法操作更简便快捷,更人性化,5 分钟即可快速免疫分析检测人粪便中的幽门螺杆菌抗原,由于该方法操作简单,省时,不需昂贵仪器,甚至可以由患者自行进行检测,是较理想的非侵入性幽门螺杆菌诊断方法。

8. 粪便幽门螺杆菌抗原检测标本如何采集?

检测标本应置于空盒内运输,并置于 2~8℃ 保存直至检测。标本应当尽快进行检测,其在 2~8℃ 只能保存 72 小时。如果 72 小时内不能检测,应当在收到标本时立即将标本冷冻,并置于 -20℃ 保存直至检测。标本可以冷冻并可二次解冻。在用吸液管吸取标本之前应当尽可能将粪便混匀。①液体或者半固体粪便:每份标本均需使用单独的吸液管(试剂盒提供),吸取粪便至距吸管尖端第二个标记处(100μL)。将吸取的 100μL 粪便标本加入样品稀释液中。使用同一吸管,轻轻地将粪便标本来回抽吸几次,然后震荡 15 秒。注意:在吸取半固体粪便标本时一定要小心。少于 100μL 的粪便标本可能会导致假阴性的结果。多于 100μL 的粪便标本，由于样品流动性限制，可能会导致检测无效。②成形或者固体粪便：用稀释瓶带的涂抹棒，移取一小点（5~6mm 直径）充分混匀的粪便标本至稀释液。用涂抹棒搅匀，然后振荡 15 秒。木棒也可用于移取固体粪便标本至稀释液。注意：移取粪便标本过少，或者粪便标本没有在稀释液中充分混匀，可能会导致假阴性结果。请小心地移取粪便标本，既不要少于也不要多于建议的标本量。在检测前，必须通过振荡将标本充分地混匀。多于 100μL 的粪便标本，由于样品流动性限制，可能会导致检测无效。

9. 粪便幽门螺杆菌抗原检测操作过程是什么？

粪便幽门螺杆菌抗原检测操作过程如下：①检测前将所有检测试剂、标本均置于室温（20~26℃）。②每份患者的标本用一个试剂卡进行检测。③去除检测卡的包装袋，标明患者姓名或者对照。④按照说明书中上述有关标本采集和准备的说明，准备样本。⑤标本加入稀释液中后，将稀释液瓶垂直倒置，并轻轻地敲打。⑥将样品稀释瓶垂直，滴加 4 滴样品至检测卡一端的圆孔。如果检测卡没有很容易地将稀释样本吸收，用涂抹棒轻轻地接触样品窗的底部，移去可能影响吸收的固体粪便颗粒。⑦在室温（20~26℃）下孵育 5 分钟。⑧孵育后在 1 分钟之内读取结果。

10. 如何判断粪便幽门螺杆菌抗原检测结果？

阴性检测结果：在中央窗口字母 C 旁边只出现一条蓝色条带（质控线）。即没有幽门螺杆菌抗原或者抗原水平低于检测水平。

阳性检测结果：除了出现蓝色条带（质控线）以外，中央窗口字母 T 旁边还出现一条可以识别的粉红色条带（检测线）。

条带颜色深浅的不同依赖于标本中抗原的浓度，任何可辨别的粉红色，甚至非常浅的颜色，都必须被认为是阳性结果（阳性检测线表明标本中存在幽门螺杆菌抗原）。

无效检测结果：①蓝色条带（质控线）消失，伴有或者没有可视的粉红色条带（检测线）出现。②窗口中字母 T 旁边在 6 分钟后出现粉红色条带，或者在此部位出现其他颜色（非粉红色）的条带。③字母 C 旁边没有质控线出现（质控线移位或者消失提示试验无效，可能是由于操作不正确或者试剂已经失效）。

11. 粪便幽门螺杆菌抗原检测有哪些注意事项？

受检查者如果在检查前服用过抗生素、铋剂或质子泵抑制剂等影响幽门螺杆菌检测的药物，可能会产生假阴性结果，为避免这种情况的发生，应在患者停药至少 4 周后进行检查。由于幽门螺杆菌 SA 检测的是粪便中幽门螺杆菌抗原，当患者进行幽门螺杆菌根除治疗后，即使患者的幽门螺杆菌已经被根除，但在治疗结束 4 周时约有 6% 的患者粪便中仍然有可能被检测出幽门螺杆菌抗原，从而导致假阳性的结果，如果在采用本法进行疗效判断时，让患者在治疗结束后 6～8 周进行检测，则可以明显降低试验的假阳性率。

12. 粪便幽门螺杆菌抗原检测有何临床意义？

粪便抗原检测不需要患者口服任何试剂，只需留取粪便标本即可检测受试者是否存在幽门螺杆菌感染，因此本方法适用于所有年龄和类型的受检查者，包括婴幼儿以及有精神障碍的患者，无任何不良反应。由于本法检测的是幽门螺杆菌抗原，因此可以反映现症感染情况，并可以用于治疗后复查，判断疗效，还可以用于大规模流行病学调查。国内外大样本、多中心研究资料，该试验的敏感性为 93.1% ~ 93.5%，特异性为 92.8% ~ 94.2%。该法是一种新的非侵入性幽门螺杆菌检测技术，易为患者接受，对于抗幽门螺杆菌治疗前、后患者幽门螺杆菌感染的诊断均有较高的准确性，对于胃大部切除术后患者幽门螺杆菌感染的诊断尤其有临床价值，是目前研究的趋势。该方法已经逐步在临床推广使用。

13. 如何利用尿液检测抗幽门螺杆菌抗体？

试剂盒尿液抗幽门螺杆菌抗体测定法，是近年来开发的诊断幽门螺杆菌的又一新方法，同血清学方法一样，尿液抗幽门螺杆菌抗体测定也有许多方法，常用的为 ELISA 法。实验结果表明：尿液 ELISA 法与血清 ELISA 法具有很好的可比性。其中尿液检查的敏感性为 90%，特异性为 68%，其准确性与非侵入性使其比血清学检测更具优势。尿液检测具有取样简便、无痛苦等优点，但是在儿童的临床应用中尚未能推广。尿液抗幽门螺杆菌抗体检测 ELISA 法诊断儿童幽门螺杆菌感染具有快速、费用低、可靠性强、容易操作的特点，而且对儿童群体大规模流行病学筛查有价值。

14. 唾液能否检测抗幽门螺杆菌抗体？

长期以来，多数学者认为胃部是幽门螺杆菌的主要储存地，胃黏膜、上皮、胃液、胃的反流物及胃炎患者甚至婴幼儿的呕吐物、粪便中均检测出了幽门螺杆菌的存在。1983 年 Krajden 等首次从胃炎患者的牙菌斑中分离培养出幽门螺杆菌，并推测口腔可能是幽门螺杆菌在人体的另一个聚集地。从此，口腔内幽门螺杆菌的研究也逐渐成为热点问题。值得一提的是，关于口腔幽门螺杆菌的来源，有人认为是通过胃食管反流使幽门螺杆菌逆行到达口腔，也有人认为幽门螺杆菌是先到达口腔定居，在适当的时候进入胃黏膜，对此尚有待进一步的探讨。

　　唾液是一种体液，也曾用于幽门螺杆菌抗体的检测，收集唾液是无侵袭性的，相当方便，适用于大多数患者，包括儿童，虽然唾液抗体的出现与血清中的测量大致相当，但是有关唾液试验的方法学问题以及采集无污染唾液的困难程度阻碍了唾液抗体滴度作为一种诊断试验在临床上的广泛采用。

（栾兆生　王桂芳）

第三章　幽门螺杆菌感染治疗

第一节　幽门螺杆菌感染治疗适应证与益处

1. 哪些情况必须根除治疗幽门螺杆菌？

综合国内外专家共识意见，有下列情况之一者，必须根除治疗幽门螺杆菌：①幽门螺杆菌阳性的消化性溃疡（胃溃疡、十二指肠溃疡），无论是初发还是复发，不论活动与否，不论有无并发症（出血、穿孔）史；②早期胃癌术后幽门螺杆菌阳性者；③幽门螺杆菌阳性的黏膜相关淋巴组织淋巴瘤，仅限于低度恶性者；④胃炎伴明显黏膜异常如胃黏膜糜烂、中－重度萎缩、中－重度肠化、不典型增生，对确认幽门螺杆菌阳性的慢性活动性胃炎与十二指肠炎患者可以采用根除幽门螺杆菌治疗。

2. 哪些情况建议根除治疗幽门螺杆菌？

综合国内外专家共识意见，有下列情况之一者，建议根除治疗幽门螺杆菌：①计划长期使用非类固醇类抗炎药，应先根除幽门螺杆菌治疗；②胃癌家族史，无症状胃癌患者的一级亲属；③不明原因缺铁性贫血、特发性血小板减少性紫癜；④幽门螺杆菌相关性胃病如淋巴细胞性胃炎、胃增生性息肉、腺瘤、Ménétrier病；⑤功能性消化不良经常规治疗无效、以溃疡症状为主，胃黏膜炎症较重或有家族史者；⑥幽门螺杆菌阳性个人或家人要求治疗。

3. 查体血液幽门螺杆菌抗体阳性，是否需要治疗？

近些年，随着人们生活水平的提高和对幽门螺杆菌感染卫生知识的普及，许多单位和查体机构将幽门螺杆菌列为健康体检常规检查项目，尤其是血液幽门螺杆菌抗体，查体发现阳性率较高，因此，经常在门诊看到没有明显症状却存在幽门螺杆菌抗体阳性者。对于这些患者是否应当根除幽门螺杆菌，很多医生的观点并不相同。

血中幽门螺杆菌抗体阳性，说明过去有过幽门螺杆菌的感染，现在有无感染不能确定。因为抗体一旦产生将会维持一段时间。所以，要确定现在有无幽门螺杆菌的感染，是否需要治疗，建议进行呼气试验或直接进行胃镜检查快速尿素酶测定，若阳性，再给予根除治疗。

幽门螺杆菌抗体阳性者，若近期进行根除幽门螺杆菌治疗，说明曾经感染过幽门螺杆菌，现在机体对幽门螺杆菌有抵抗力而已，不需要治疗和用药的。

幽门螺杆菌抗体阳性，有胃病史或有消化系统症状，未曾做过根除幽门螺杆菌治疗，提示目前仍有幽门螺杆菌感染，应在专业医生指导下给予根除幽门螺杆菌治疗。

4. 有胃癌家族史者，为何要根除幽门螺杆菌？

除少数（1%~3%）遗传性弥漫性胃癌外，绝大多数胃癌的发生是幽门螺杆菌感染、环境因素和遗传因素共同作用的结果。胃癌患者一级亲属的遗传易感性较高，虽遗传易感性难以改变，但根除幽门螺杆菌可以消除胃癌发病的重要因素，从而提高预防效果。1994 年，世界卫生组织将幽门螺杆菌列为胃癌的 I 类致癌因子，前瞻性流行病学研究和根除性临床试验表明，80% 的非贲门胃癌是幽门螺杆菌感染所致。大数据研究荟萃分析得出的结论是：与非感染者相比，幽门螺杆菌感染者胃癌发病风险增加2倍。对直系亲属有胃癌家族史的人群推荐幽门螺杆菌感染的检测，一旦发现阳性，就应及时根除治疗。

5. 消化性溃疡根除幽门螺杆菌有何益处？

消化性溃疡包括胃溃疡、十二指肠溃疡，是根除幽门螺杆菌最重要的适应证，根除幽门螺杆菌可促进溃疡愈合，显著降低溃疡复发率和并发症发生率。根除幽门螺杆菌，使绝大多数消化性溃疡不再是一种慢性、复发性疾病，而是可彻底治愈的。

6. 胃黏膜相关淋巴组织淋巴瘤根除幽门螺杆菌有何益处？

胃黏膜相关淋巴组织（MALT）淋巴瘤是一种少见的胃恶性肿瘤，约80%幽门螺杆菌阳性的早期（病变局限于黏膜和黏膜下层）、低级别胃MALT淋巴瘤根除幽门螺杆菌后可获得完全应答，但病灶深度超过黏膜下层者疗效降低。根除幽门螺杆菌已成为幽门螺杆菌阳性低级别胃黏膜相关淋巴组织淋巴瘤的一线治疗。

7. 消化不良根除幽门螺杆菌有何益处？

幽门螺杆菌阳性慢性胃炎伴消化不良：可等同于幽门螺杆菌阳性的非溃疡性消化不良或功能性消化不良，这是因为幽门螺杆菌感染者几乎均有慢性胃炎。非溃疡性消化不良和功能性消化不良在诊断标准上存在差异（症状、病程），但在临床实践常将非溃疡性消化不良作为广义功能性消化不良，未严格区分。一些国际性共识多将非溃疡性消化不良作为幽门螺杆菌根除指证。根除幽门螺杆菌可使1/12～1/5的幽门螺杆菌阳性功能性消化不良患者的症状得到长期缓解，这一疗效优于其他任何治疗。此外，根

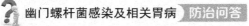

除幽门螺杆菌还可预防消化性溃疡和胃癌。

8. 慢性胃炎根除幽门螺杆菌有何益处？

慢性胃炎伴胃黏膜萎缩或糜烂者，根除幽门螺杆菌后，有助于胃黏膜糜烂修复，并可使萎缩的胃黏膜逆转。

9. 胃肿瘤术后根除幽门螺杆菌有何益处？

早期胃肿瘤已行内镜下切除，或胃次全切除手术后 5 年乃至 10 年生存率均很高，仍存在再次发生胃癌的风险，根除幽门螺杆菌可显著降低这一风险。不仅胃癌，高级别上皮内瘤变（异型增生）内镜下切除者根除幽门螺杆菌预防胃癌也是有益的。

10. 长期服用质子泵抑制剂者根除幽门螺杆菌有何益处？

部分患者长期服用质子泵抑制剂可使胃炎类型发生改变，从胃窦为主胃炎发展为胃体为主胃炎。这是因为服用质子泵抑制剂后胃内 pH 上升，有利于幽门螺杆菌从胃窦向胃体位移，胃体炎症和萎缩进一步降低胃酸分泌。胃体萎缩为主的低胃酸或无酸型胃炎发生胃癌的危险性显著升高。幽门螺杆菌感染的蒙古沙鼠模型研究显示，质子泵抑制剂可加速或增加胃癌发生率。

11. 长期服用非甾体消炎药者根除幽门螺杆菌有何益处？

幽门螺杆菌感染和服用非甾体消炎药是消化性溃疡发病的两个独立危险因素。幽门螺杆菌感染、服用非甾体消炎药和（或）低剂量阿司匹林者，发生胃十二指肠溃疡的风险增加；在长期服用非甾体消炎药和（或）低剂量阿司匹林前根除幽门螺杆菌可降低服用这些药物者发生胃十二指肠溃疡的风险。然而，仅根除幽门螺杆菌不能降低已在接受长期非甾体消炎药治疗患者胃十二指肠溃疡的发生率，此类患者除根除幽门螺杆菌外，还需要应用质子泵抑制剂维持治疗。

12. 长期服用阿司匹林者，是否需要根除幽门螺杆菌？

幽门螺杆菌感染和服用阿司匹林等非甾体消炎药药物是胃黏膜损伤的两个独立危险因素。两个攻击因子易造成胃黏膜损伤、糜烂、溃疡，甚至出血，综合国内外专家共识意见，建议患有心脑血管等疾病，需要长期服用阿司匹林的患者，最好查一下有否幽门螺杆菌感染，若阳性应根除后应用阿司匹林等药物，或者应用阿司匹林等药的同时进行根除治疗。

13. 胃息肉是否需要根除幽门螺杆菌？

幽门螺杆菌感染与胃息肉密切相关，而且胃增生性息肉者，100% 有幽门螺杆菌感染。根除幽门螺杆菌有利于预防增生性息肉的发生。因此，在治疗胃息肉的同时，应给予根除幽门螺杆菌治疗。

14. 胃食管反流病是否需要根除治疗幽门螺杆菌感染？

根除幽门螺杆菌是否增加胃食管反流病（反流性食管炎）发生危险性的问题尚有争议，东、西方国家的研究结果存在差异。在西方国家，根除幽门螺杆菌不增加胃食管反流病发生危险性，也不加重已存在的胃食管反流病；但在东方国家（中国、日本和韩国等），根除幽门螺杆菌可能会增加胃食管反流病发生危险性。推测其原因可能是：这些东方国家胃癌发病率高，因此胃体为主胃炎的发病率也比西方国家人群高，胃体胃炎者根除幽门螺杆菌后，胃酸分泌从低酸恢复至正常（增加），从而增加胃食管反流病危险性。胃体为主胃炎者根除幽门螺杆菌可能会增加胃食管反流病发生危险性，不根除幽门螺杆菌长期 PPI 治疗会增加胃癌发生危险性。两害相权取其轻，长期服用质子泵抑制剂者还应该根除幽门螺杆菌。

（杨德利　栾　英）

第二节　幽门螺杆菌感染治疗方案

1. 如何根除治疗幽门螺杆菌？

幽门螺杆菌的治疗过程并不复杂，只需服药。一般选用 3～4 种药物，服药 10～14 天为一个疗程。经过一个疗程治疗，80%～90% 感染者即可根除。如果经过 1～3 个疗程清除不干净，建议隔 2～3 个月再行补救治疗。

2. 幽门螺杆菌感染治疗方案选择原则有哪些？

幽门螺杆菌感染治疗方案的选择原则：①采用联合用药方法；②幽门螺杆菌的根除率 >80%，最好在 90% 以上；③无明显不良反应，患者耐受性好；④患者经济上可承受。判断幽门螺杆菌感染的治疗效果应根据幽门螺杆菌的根除率，而不是清除率。根除是指治疗终止后至少在一个月后，通过细菌学、病理组织学或同位素示踪方法证实无细菌生长。幽门螺杆菌根除率达到 90% 以上的治疗方案多为三联或四联 2 周疗法。

3. 何谓二联疗法？

二联疗法，是指一种抑制胃酸分泌的药物加一种抗生素，二者合用于治疗幽门螺杆菌感染，不良反应小，患者依从性好。由于近年幽门螺杆菌耐药性的增加，幽门螺杆菌的根除率明显降低，目前临床上已很少应用。

4. 二联疗法方案有哪些?

二联疗法治疗方案:①铋剂二联疗法:指铋制剂与一种抗生素(通常是阿莫西林、甲硝唑、四环素等)组合,疗程4周,根除率为32%~81%。②质子泵抑制剂二联疗法:指一种质子泵抑制剂与一种抗生素组合,疗程2周根除率为31%~100%。③H_2受体拮抗剂(H_2RA)二联疗法:指一种H_2受体拮抗剂与一种抗生素结合,疗程4周,效果不如质子泵抑制剂二联疗法,根除率为60%左右。

5. 何谓传统三联疗法?

传统三联疗法又称铋剂三联疗法,以铋化合物、四环素和甲硝唑为基础的三联疗法,相对费用便宜。胶态次枸橼酸铋即三钾二枸橼酸铋,成为治疗幽门螺杆菌感染的核心药物。对甲硝唑耐药的可以用阿莫西林代替。

6. 传统三联疗法方案有哪些?

目前传统三联疗法为一线治疗的方案,常用的方案为铋剂+2种抗生素:①铋剂标准剂量+阿莫西林0.5g+甲硝唑0.4g,均每天2次,用1周或2周。②铋剂标准剂量+四环素0.5g+甲硝唑0.4g,均每天2次,用1周。③铋剂标准剂量+克拉霉素0.25g+甲硝唑0.4g,均每天2次,用1周。④铋剂标准剂量+呋喃唑酮0.1mg+克拉霉素0.25mg,均每天2次,服用14天为一个疗程。

7. 何谓标准三联疗法?

标准三联疗法,又称质子泵抑制剂三联疗法,通常采用有效的1日2次的三联疗法,包括质子泵抑制剂、克拉霉素和甲硝

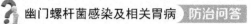

唑；或质子泵抑制剂、克拉霉素和阿莫西林等，疗程 1～2 周，根除率为 71%～96%。

8. 标准三联疗法常用的方案有哪些？

标准三联疗法常用的方案：①质子泵抑制剂标准剂量 + 克拉霉素 0.5g + 阿莫西林 1.0g，均每天 2 次，用 1 周或 2 周。目前普遍认为该方案为最有效和最佳耐受的组合，具有疗程短，不良反应少等优点，为一线治疗的首选方案。②质子泵抑制剂标准剂量 + 阿莫西林 1.0g + 甲硝唑 0.4g，均每天 2 次，用 1 周或 2 周。③质子泵抑制剂标准剂量 + 克拉霉素 0.25g + 甲硝唑 0.4g，均每天 2 次，用 1 周或 2 周。

9. 何谓 H_2 受体拮抗剂三联疗法？

H_2 受体拮抗剂三联疗法：H_2 受体拮抗剂 + 2 种抗生素，费用低为其优点，以上药物可用 10 天或 14 天。临床上为一线治疗的方案。近几年由于质子泵抑制剂应用增多，价格下降，H_2 受体拮抗剂三联疗法很少临床应用。

10. 何谓雷尼替丁枸橼酸铋三联疗法？

雷尼替丁枸橼酸铋（RBC）三联疗法：雷尼替丁枸橼酸铋是英国葛兰素公司研制出的新型化合物，它是由雷尼替丁和枸橼酸铋形成的雷尼替丁的一种新盐。活体外研究表明，雷尼替丁枸橼酸铋对幽门螺杆菌具有抑菌和杀菌的双重活性，与雷尼替丁枸橼酸铋并用的最佳单一抗生素是阿莫西林 500mg，每天 4 次或克拉霉素 250mg，每天 4 次，根除率可分别达 89% 和 83%。这种治疗由于只接受 2 种药片，依从性较好。其抑制酸的作用较质子泵抑制剂小。在直接对照 PPI – 克拉霉素三联疗法与雷尼替丁枸橼酸铋取代质子泵抑制剂的类似疗法的临床实验中，该疗法的疗效与质子泵抑制剂三联疗法相似，且雷尼替丁枸橼酸铋组合中铋剂也有抗生素的作用。

11. 何谓含喹诺酮类三联疗法？

含喹诺酮类三联疗法：近几年研究发现，含喹诺酮类药物的三联疗法较标准三联疗法治疗幽门螺杆菌感染根除率增加，不良反应发生率明显减少，且药物的经济学效益更优。方案为标准剂量的质子泵抑制剂或雷尼替丁枸橼酸铋加左氧氟沙星或莫西沙星再加一种另类抗生素。常用的方案中左氧氟沙星用量为 200 ~ 500mg，每天 2 次，或 500mg，每日 1 次或莫西沙星 400mg，每天 1 次。另一抗生素多选择阿莫西林，或甲硝唑、或呋喃唑酮、或阿奇霉素、或利福布汀。现为二线或者补救治疗方案，在幽门螺杆菌耐药严重的地区，也可用于一线治疗。

12. 何谓四联疗法？

质子泵抑制剂加铋剂联合两种抗生素的疗法称为四联疗法，即在铋剂三联疗法的基础上加用质子泵抑制剂的四联根除疗法，可明显提高疗效，但依从性差。在国际上公认的四联疗法通常是指质子泵抑制剂＋枸橼酸铋＋阿莫西林＋甲硝唑。关于四联疗法的文献很多也很乱，部分是因为并非所有的四联疗法在药物的剂量、给药时间、给药的次数与治疗的延续时间上都是一致的。四联疗法是首选的二线或者补救治疗方案，在幽门螺杆菌耐药严重的地区，也可用于一线治疗。

13. 何谓序贯疗法？

10 天序贯疗法是在 5 天的诱导期中应用质子泵抑制剂常规剂量，每天 2 次，联合阿莫西林 1000mg，每天 2 次；在接下来的 5 天中，应用质子泵抑制剂常规剂量，每天 2 次，替硝唑

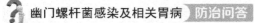

500mg，每天 2 次，克拉霉素 500mg，每天 2 次的三联治疗，根除率可高达 90% 以上。因为该方案中共含有 3 种抗生素，有学者会误认为是四联方案，其实并非如此。另外，甲硝唑或其他咪唑类药物能否取代替硝唑还有待进一步研究。序贯疗法比传统三联疗法取得更好疗效的机制，目前还不甚明确。初步研究提示，前 5 天诱导期采用的阿莫西林不仅本身能够杀灭幽门螺杆菌，而且还能减少患者的细菌负荷量，从而增加细菌对克拉霉素的敏感性。这是因为细菌可以形成克拉霉素的泵出通道，该通道能够快速将药物泵出细菌体外。因此，有学者推测阿莫西林可以破坏细菌的细胞壁，从而防止形成克拉霉素泵出通道。

14. 何谓个体化疗法？

实际上对任何患者的治疗都是根据具体情况进行的，也就是都含有个体化的意思，但此处"个体化治疗"是针对幽门螺杆菌根除治疗多次失败的患者来分析其失败原因和提出处理方法。

15. 幽门螺杆菌感染一线治疗方案有哪些？

一线治疗方案主要用于幽门螺杆菌感染的初始治疗，是首选方案。目前临床常用的一线治疗方案有：①质子泵抑制剂/H_2 受体拮抗剂标准剂量 + 克拉霉素（0.5g）+ 阿莫西林（1.0g）；②质子泵抑制剂/H_2 受体拮抗剂标准剂量 + 克拉霉素（0.5g）+甲硝唑（0.4g）/呋喃唑酮（0.1g）；③质子泵抑制剂标准剂量 + 铋剂标准剂量 + 克拉霉素（0.5g）+ 阿莫西林（1.0g）；④质子泵抑制剂标准剂量 + 铋剂标准剂量 + 克拉霉素（0.5g）+ 甲硝唑（0.4g）/呋喃唑酮（0.1g）。

16. 幽门螺杆菌感染二线治疗方案有哪些？

幽门螺杆菌感染二线（补救）治疗方案主要用于一线治疗方案效果不佳者。目前临床常选择用的一线治疗方案有：①质子泵抑制剂标准剂量 + 铋剂标准剂量 + 甲硝唑（0.4tid）+ 四环素（0.75bid）/四环素（0.5tid）；②质子泵抑制剂标准剂量 + 铋剂标准剂量 + 呋喃唑酮（0.1g）+ 四环素（0.75bid）/四环素（0.5tid）；③PPI标准剂量 + 铋剂标准剂量 + 呋喃唑酮（0.1g）+ 阿莫西林（1.0g）；④质子泵抑制剂标准剂量 + 左氧氟沙星（0.5qd）+ 阿莫西林（1.0g）。

17. 如何选择幽门螺杆菌感染治疗方案？

治疗幽门螺杆菌感染的药物和方案众多，但正确选用与合理组方是根除治疗幽门螺杆菌的关键，应根据病情、药源、费用、不良反应等因素灵活选用。

18. 对根除治疗多次失败者如何处理？

对根除治疗多次失败者建议按以下方法进行：①了解患者以前治疗时用药的依从性，判断治疗失败的原因。②根据药敏试验结果选择有效抗生素。③近年文献报道序贯治疗对初治者有较高的疗效，但我国的资料尚少，需在此方面进行研究。④推荐使用的其他抗生素：喹诺酮类、呋喃唑酮、四环素等。⑤对多次治疗失败者，可考虑让患者停药一段时间（2~3个月或半年），使细菌恢复到原来的活跃状态，以便提高下次幽门螺杆菌的根除率。

（杨德利 栾 英）

第三节 治疗幽门螺杆菌感染常用药物

1. 幽门螺杆菌感染常用治疗西药有哪些？

目前国内外常用的治疗幽门螺杆菌药物有抑制胃酸药物（H_2受体拮抗剂、质子泵抑制剂等）、抗菌药物（阿莫西林、甲硝唑、克拉霉素、左氧氟杀星、庆大霉素、四环素、呋喃唑酮等）、有机胶态铋剂等。抑制胃酸药物，可以造成不适宜幽门螺杆菌在胃内生存的环境，以使感染率和感染程度下降。抑制胃酸药联合一种或几种抗菌药物将显著提高治疗效果。

2. 何为标准剂量质子泵抑制剂？

质子泵抑制剂标准剂量为奥美拉唑20mg、兰索拉唑30mg、埃索美拉唑20mg、雷贝拉唑10mg、潘妥拉唑40mg；任选其一，1~2次/天。

3. 铋剂标准剂量是多少？

铋剂标准剂量为枸橼酸铋钾240mg，2次/天。枸橼酸铋雷尼替丁350mg或400mg，2次/天。

4. 治疗幽门螺杆菌感染的抗生素选择有无替代药？

治疗方案中的甲硝唑0.4g可用替硝唑0.5g替代，2次/天。左氧氟沙星0.5g可用莫西沙星0.4g代替，1次/天。克拉霉素0.25~0.5g，每天2次，可用阿奇霉素0.5g每天1次代替。

5. H_2受体拮抗剂作用机制有哪些？

H_2受体拮抗剂的作用与用途：本类药物竞争性拮抗H_2受

体，能抑制组胺引起的胃酸分泌，对五肽促胃液素，M 胆碱受体激动剂所引起的胃酸分泌也有抑制作用。有很好地抑制胃酸和抗溃疡作用，与抗幽门螺杆菌药物有协同作用。适用于消化性溃疡或胃酸过多者。

6. 常用 H₂ 受体拮抗剂用法用量是多少？

常用 H₂ 受体拮抗剂剂量及用法见表 2。

表 2　常见 H₂ 受体拮抗剂用法用量

药物	剂量	用法	疗程
（1）西咪替丁（甲氰咪胍）	$25 \sim 40mg/kg/d$	每日 3 次口服	4 ~ 8 周
（2）雷尼替丁（呋喃硝胺）	$5 \sim 10mg/kg/$次	每日 2 次口服	4 ~ 8 周
（3）法莫替丁	$0.4 \sim 0.9g/kg/d$	临睡服	4 ~ 8 周
（4）尼查替丁	$3mg/kg/$次	每日 2 次口服	4 周

7. H₂ 受体拮抗剂不良反应有哪些？

H₂ 受体拮抗剂为相当安全药物，无严重不良反应。常见有腹泻、头痛、肌痛、便秘；其他少见的有泌乳，男性乳房发育（雷尼替丁无此不良反应）；中性粒细胞减少，贫血、血小板减少，心动过缓，低血压。

8. 质子泵抑制剂作用机制是什么？

质子泵（$H^+ - K^+ - ATP$ 酶）抑制剂抑酸作用并不在于阻断各种受体，而是进入胃壁细胞分泌小管的高酸环境中与 H^+ 结合形成有活性的次黄酸和次黄酰胺，与 $H^+ - K^+ - ATP$ 酶的巯基脱水偶联，导致体内 $H^+ - K^+ - ATP$ 酶活性永久被抑制，高度选择性地降低胃酸分泌，抑制了胃酸形成的最后步骤，所以无论是对基础胃酸分泌还是各种形式的应激性胃酸分泌，都可产生有效的抑制作用。因此，这类药物抑酸完全、作用强、维持时间长，对消化性溃疡的疗效较高，疗程较短，对溃疡愈合的时间比 H_2 受体阻滞剂快。幽门螺杆菌患者，联合用抗菌药物，可使细菌转阴达 90% 以上，明显降低复发率。

9. 何时服用质子泵抑制剂疗效最佳？

奥美拉唑 20mg、兰索拉唑 30mg、泮托拉唑 40mg、雷贝拉唑 20mg、伊索美拉唑 20mg，每晚 1 次口服效果最佳。

10. 质子泵抑制剂不良反应有哪些？

不良反应率为 1.1%～2.8%。主要有头痛、头昏、口干、恶心、腹胀、失眠。偶有皮疹、胆红素增高。

11. 服用阿莫西林应注意哪些事项？

阿莫西林为广谱半合成青霉素类杀菌药，作用于细菌胞浆膜上的青霉素结合蛋白，抑制转肽酶的转肽作用，阻碍直链十肽二糖聚合物在胞质外的交联过程，从而阻碍了细胞壁的合成，导致细菌细胞壁缺损。由于菌体内的高渗透压，在等渗环境中水分不断渗入，致使细菌膨胀、变形，在自溶酶影响下，细菌破裂溶解而死亡。因其耐酸力强，故口服收效好。不良反应是与青霉素有交叉过敏反应，偶发生皮疹，有青霉素过敏史者禁用。

12. 服用克拉霉素应注意哪些事项？

克拉霉素也叫甲红霉素，属于大环内酯类抗生素，能与细菌核蛋白体 50S 亚基结合，可逆性地抑制蛋白质的合成。对酸稳定，口服后从胃肠道迅速吸收，药物吸收不受食物的影响，抗菌力及抗菌谱较传统的大环内酯类抗生素更强、更广。克拉霉素安全性好，不良反应主要是口服本品后胃肠道反应，偶可发生皮疹、皮肤瘙痒及头痛等。

13. 服用甲硝唑应注意哪些事项？

甲硝唑又名灭滴灵。为抗厌氧菌药物，能使胃黏膜上皮细胞及其分泌功能改善，增强胃的黏膜屏障和黏液屏障，对幽门螺杆菌有较强的抗菌作用，且不易发生耐药菌株。甲硝唑不良反应常见为恶心和口腔金属味，偶见呕吐、腹泻、头痛、眩晕、肢体麻木等。服用甲硝唑期间禁止饮酒。

14. 服用呋喃唑酮应注意哪些事项？

呋喃唑酮又名痢特灵，为硝基呋喃类广谱抗菌药物，不易引起耐药性，口服吸收少，胃肠内可保持高浓度，治疗幽门螺杆菌引起的溃疡病效果好，该药主要在肾脏排泄，服药期间尿液颜色黄色加深，属正常现象，停药后消失。呋喃唑酮不良反应为消化道反应，饭后服用可减轻，可引起周围神经炎，偶见皮疹、药热等过敏反应。口服本品期间饮酒，则可引起双硫仑样反应，表现为皮肤潮红、瘙痒、发热、头痛、恶心、腹痛、心动过速、血压升高、胸闷、烦躁等，故服药期间和停药后5天内禁止饮酒。

15. 服用替硝唑应注意哪些事项？

替硝唑可作为甲硝唑的替代药用于幽门螺杆菌所致的胃窦炎及消化性溃疡的治疗。不良反应少见而轻微，主要为恶心、呕吐、上腹痛、食欲下降及口腔金属味，可有头痛、眩晕、皮肤瘙痒、皮疹、便秘及全身不适。此外，还可有中性粒细胞减少、双硫仑样反应及黑尿。高剂量时也可引起癫痫发作和周围神经病变。妊娠 3 个月内、哺乳期妇女应避免使用。12 岁以下患者禁用。

16. 服用左氧氟沙星应注意哪些事项？

左氧氟沙星具有广谱抗菌作用，抗菌作用强，可用于治疗幽门螺杆菌感染。不良反应主要有腹部不适或疼痛、腹泻、恶心或呕吐等胃肠道反应。可有头昏、头痛、嗜睡或失眠。偶可发生皮疹、皮肤瘙痒，渗出性多形性红斑及血管神经性水肿等过敏反应。光敏反应较少见。孕妇禁用，哺乳期妇女应用本品时应暂停哺乳。

17. 服用利福布汀应注意哪些事项？

利福布汀又名安莎霉素，为利福霉素的螺旋哌啶衍生物，对结核杆菌的抑菌作用比利福平约强 4 倍。主要用于分枝杆菌的肺部感染，对利福平耐药的结核杆菌菌株亦有效。近年有人用于治疗耐药性幽门螺杆菌感染。利福布汀不良反应与利福平相似。消化道反应最为多见，口服本品后可出现厌食、恶心、呕吐、上腹部不适、腹泻等胃肠道反应，发生率为 1.7% ~ 4.0%，但均能耐受。肝毒性为本品的主要不良反应，发生率约 1%。在疗程最初数周内，少数患者可出现血清氨基转移酶升高、肝肿大和黄疸，大多为无症状的血清氨基转移酶一过性升高，在疗程中可自行恢复，老年人、酗酒者、营养不良、原有肝病或其他因素造成肝功能异常者较易发生。

18. 服用枸橼酸铋雷尼替丁应注意哪些事项？

本品是由枸橼酸铋和雷尼替丁经化学合成的一种新化合物，既具有雷尼替丁的抑制胃酸、胃蛋白酶分泌的作用，又具有枸橼酸铋的抗幽门螺杆菌和保护胃黏膜的作用。主要用于治疗胃、十二指肠溃疡和幽门螺杆菌感染。枸橼酸铋雷尼替丁的不良反应有：过敏反应罕见，包括皮肤瘙痒、皮疹等；可能出现肝功能异常；偶见头痛、关节痛及胃肠道功能紊乱，如恶心、腹泻、腹部不适、胃痛、便秘等；罕见粒细胞减少。不建议用于孕妇及哺乳期妇女和儿童。不宜长期大剂量使用，连续使用不宜超过 6 周。服用本品后可见粪便变黑、舌发黑，属正常现象，停药后即会消失。不能采用本品与克拉霉素联合治疗幽门螺杆菌的方案。

19. 服用胶态次枸橼酸铋应注意哪些事项？

胶态次枸橼酸铋在胃内能迅速崩解，在胃酸作用下水溶性胶体铋与溃疡面或炎症部位的蛋白质形成不溶性含铋沉淀，牢固地黏附于糜烂面上形成保护屏障，抵制胃酸与胃蛋白酶对黏膜面的侵蚀，抑制胃蛋白酶、促进表皮生长因子聚集、刺激内源性前列腺素释放，促进胃黏液和碳酸氢盐分泌，加速黏膜上皮修复，并有直接杀灭幽门螺杆菌的作用，此外还能通过抑制幽门螺杆菌产生的尿素酶、蛋白酶和磷脂酶而削弱其致病性。临床用于治疗胃溃疡，十二指肠溃疡及红斑渗出性胃炎糜烂性胃炎。胶态次枸橼酸铋不良反应：少数患者可见便秘，灰褐色便、失眠及乏力等，舌苔染黑，粪便呈黑色，停药后即可自行消失。注意服药前后30 分钟不要喝牛奶或服用抗酸剂和其他碱性药物。肝肾功能不良者应适当减量或慎用。严重肾功能不全者及孕妇禁用。儿童、乳母遵医嘱。

20. 饮酒是否有助于治疗幽门螺杆菌感染？

饮酒不能治疗幽门螺杆菌，酒精会刺激胃黏膜，反而会加重病情。

21. 常吃生大蒜，能抑制和杀灭幽门螺杆菌吗？

我国元朝的《农书》中说，大蒜"夏日食之解暑气，北方食肉尤不可无，乃食经之上品"。夏天吃蒜不仅可以增加营养、改善食欲，还可以防治多种疾病。另据最新研究得知，经常吃生大蒜，还可预防胃癌，原因是胃癌的发生与胃内存在的幽门螺杆菌密切相关，大蒜有抑制和杀灭 HP 的作用。需要指出，大蒜性味大辛大热，吃得过多会上火并影响视力，另外，大蒜还有强烈的特殊气味和刺激性，过量食用对胃、肝、肺有不利影响，而大蒜对胃黏膜的刺激远大于它对幽门螺杆菌的抑制，故应注意掌握适量食用的原则。

（杨德利　李改芹）

第四节　幽门螺杆菌感染疗效判断

1. 幽门螺杆菌清除标准是什么？

清除标准：清除指幽门螺杆菌阳性病例抗菌治疗一个疗程（2～4周）结束时幽门螺杆菌消失（转阴）。

2. 幽门螺杆菌根除标准是什么？

根除标准：根除是指抗菌治疗停药 4 周后幽门螺杆菌保持阴性。若停药 4 周幽门螺杆菌再次出现称为复发。抗菌治疗的目的是根除幽门螺杆菌，防止复发及并发症。幽门螺杆菌感染根除治疗后的判断：应在根除治疗结束至少 4 周后进行，首选呼气实验。符合下述三项之一者可判断为幽门螺杆菌根除：①呼气实验阴性；②幽门螺杆菌 SA 检测阴性；③基于胃窦、胃体两个部位取材的快速尿素酶试验均阴性。

3. 幽门螺杆菌感染治疗近期标准是什么？

近期标准：指停药后 4 周至 1 年内：①患者临床症状和疼

痛、恶心、呃逆等明显改善；②胃镜检查：胃内黏膜尤其是胃窦黏膜充血，糜烂萎缩的炎症明显好转；③胃黏膜活检组织尿素酶试验阴性，革兰染色或改良姬姆萨染色均未找到幽门螺杆菌。但在停药 4 周内又重新出现，这种现象为短期复发，提示幽门螺杆菌是暂时被抑制而未被全部杀死。

4. 幽门螺杆菌感染治疗远期标准是什么？

远期标准：指停药 1 年以上：①胃黏膜活检组织尿素酶试验及幽门螺杆菌细菌培养均阴性；②血清学分析幽门螺杆菌抗体阳性；③临床上幽门螺杆菌相关疾病（胃炎或胃十二指肠溃疡）不再复发。

5. 如何应对原发性耐药？

原发性耐药有明显的地域差异并随时间而改变。美国的一项全国大规模调查显示甲硝唑和克拉霉素的耐药性分别为 36.9% 和 10.1% ，而阿莫西林只有 1.4% 。我国上海地区甲硝唑耐药从 1995 年的 42% 上升至 1999 年的 70% ，克拉霉素耐药则从 1995 年的 0% 上升至 1999 年的 10% 。广州地区甲硝唑和克拉霉素的耐药率低于上海，1999 年的报道分别为 57.1% 和 7.1% 。据报道，在我国不发达地区对克拉霉素耐药少见。幽门螺杆菌对抗菌药物的原发耐药性是幽门螺杆菌根除治疗失败的主要原因。克拉霉素耐药对疗效的影响比甲硝唑大。由于我国甲硝唑使用相当普遍，因此甲硝唑耐药便成为影响我国根除幽门螺杆菌疗效的主要原因。对付原发性耐药的主要策略是对当地的幽门螺杆菌分离菌株进行抗生素敏感性定期检测，发现幽门螺杆菌对某种抗生素耐药率已超过一定水平时，该地区宜尽可能避免使用含该抗生素的治疗方案。

6. 如何应对继发性耐药？

一旦治疗失败，多数幽门螺杆菌会对该根除方案所含抗生素产生继发性耐药，而继发性耐药会显著影响再次治疗，并给抗生素的选择带来一定的困难。鉴于此，初次治疗时尽可能选用高效的根除方案是对付继发性耐药的重要措施。初次治疗失败后再次治疗方案的选择主要是针对很可能已发生的继发性耐药，根据具体情况可采取如下策略：①换用两种抗生素。研究显示继发性耐药克拉霉素和甲硝唑耐药最易发生，因此初次治疗如含有这两种抗生素，必须在再次治疗中更换。②使用含质子泵抑制剂和铋剂的四联疗法。该方案的不良反应大，使用不便是该方案的缺点，临床实施并不容易。③试用新疗法。可选用并不常用的抗生素或中医中药或中西医结合疗法。④对顽固性病例，有条件者可根据内镜活检组织幽门螺杆菌培养的药敏实验来选择抗生素。

7. 经常服药的患者是否对根除率有影响？

根除治疗前一些药物应用对质子泵抑制剂可显著提高胃内 pH 值，影响幽门螺杆菌在胃内生存环境，其本身也有一定抑菌作用。因此应用质子泵抑制剂后可使部分幽门螺杆菌变成类球形。类球形幽门螺杆菌代谢活动相对低下，尿素酶活性下降，对抗生素的敏感性降低。如果在根除幽门螺杆菌前已单独应用一定时间质子泵抑制剂，则随之的根除幽门螺杆菌疗效会降低 10%~30%。因此根除幽门螺杆菌治疗最好在停用质子泵抑制剂两周后进行。

8. 根除幽门螺杆菌治疗的疗程多久才合适？

疗程究竟以多长合适尚有争议。无论采用何种方案，治疗原则上不要超过 14 天。国内外最新共识推荐的疗程为 10 天或 14 天，7 天方案已被弃用。

9. 幽门螺杆菌感染治疗的经济学意义是什么？

消化性溃疡（PU）不仅是世界性也是我国的常见病，为此支付了巨额医疗费用。现已确认，根除幽门螺杆菌可促 PU 愈合，显著降低复发率及并发症的发生率。美国大样本的随访研究称，PU 患者用奥美拉唑＋克拉霉素根除治疗者，再就诊、检查、治疗及住院人数、住院天数都显著少于只用奥美拉唑和雷尼替丁者，由此每年较后两者分别少花 547 美元和 835 美元。若要达到前者花费 1 美元的效果，后两者将花费 1.94 美元及 2.96 美元。另有研究报道，3 年中，幽门螺杆菌被根治的 PU 患者其平均药费是未被根治者的 37%；根除者未获根治前用于并发症的花费是根除后的 18 倍。Deltenre 指出：每年在西欧，若对每 100 万人中新增的 2.4 万 PU 患者用幽门螺杆菌根除治疗比用抑酸药维持治疗或间歇治疗节省 75 万～100 万美元。因此，幽门螺杆菌根除治疗将减少巨额医疗费用。德国对 215 项研究中心 362 种根治幽门螺杆菌方案进行了包括经济分析在内的研究后指出，疗效、成本效果俱佳的方案是 OCI 一周疗法，即：奥美拉唑 20mg/d、克拉霉素 2×250mg/d 和甲硝唑（或替硝唑）2×400mg/d；次之为 OAI（A：阿莫西林）或传统铋剂三联；对不良反应、依从性、简单性比较挑剔者可选择 OA 或 OC 两周治疗。

（杨德利　李改芹）

第五节　难治性幽门螺杆菌感染

1. 何谓难治性幽门螺杆菌感染？

尽管国际上推荐的一些幽门螺杆菌根除方案的根除率可达到 90% 或以上，然而随着幽门螺杆菌抗生素耐药性增加、患者依从性差等诸多原因，仍有部分幽门螺杆菌感染者未能得到有效根除，且近年来幽门螺杆菌根除的失败率在渐渐上升，导致幽门螺杆菌根除治疗失败，我们把这部分患者称为难治性幽门螺杆菌感染。目前我国幽门螺杆菌根除率不到 80%。因此，加强难治性幽门螺杆菌感染的原因分析及其防治对策的研究，显得非常迫切和重要。

2. 难治性幽门螺杆菌感染的原因有哪些？

在第四届亚太消化疾病周会议上，对临床关心的幽门螺杆菌根除失败问题进行专门讨论后认为，目前幽门螺杆菌根除率最有效的质子泵抑制剂三联疗法也只达 85% 左右。难治性幽门螺杆菌感染的原因很多，包括治疗方案方面：选用药物不合适、剂量和疗程不足、联合药物不当等；细菌方面：幽门螺杆菌菌株特性、幽门螺杆菌原发和继发性耐药等；患者方面：服药的依从性、肝酶 CYP 基因多态性、胃黏膜免疫反应等。对有根除适应证患者再次给予根除治疗是必要的，也是可行的，但应仔细分析首次根除失败原因以作出对策，再根除率仍可达 80% 以上。再根除可考虑下述方法：增加联用药物数量（由三联改成四联疗法）、延长疗程、更换耐药的抗生素，在我国可采用中医中药或中西医结合的办法。

3. 幽门螺杆菌产生耐药性的原因有哪些？

幽门螺杆菌对抗生素产生耐药性是导致根除治疗失败的最主要原因，尤其是幽门螺杆菌对甲硝唑和克拉霉素耐药较为多见。幽门螺杆菌耐药株产生的原因是自发突变和通过耐药信息的传递产生新的耐药株。幽门螺杆菌耐药性分为原发性耐药和继发性耐药。原发性耐药是由于遗传性发生改变及经过选择过程产生的，原发性耐药与同类药物交叉耐药有关，有明显的地域差异并随时间而改变。继发性耐药多为抗生素诱导，过多的用药形成药物选择性压力，使耐药细菌占优势。在治疗失败时，有 1/3 ~ 1/2 的菌株可对其产生耐药性。继发性耐药会影响再次治疗，并给抗生素的选择带来一定的困难。

4. 幽门螺杆菌分型是否影响根除的疗效？

幽门螺杆菌的基因型及毒力因子影响治疗效果。幽门螺杆菌的主要毒力因子包括空泡细胞毒素（VacA）和细胞毒素相关基因蛋白（CagA），这两种毒力因子在幽门螺杆菌的致病中起重要作用，与临床疾病的严重程度有密切关系，其对根除治疗也有一定的影响。应用同样的根除方案，幽门螺杆菌 CagA 阳性菌株较 CagA 阴性菌株更容易根除。

5. 幽门螺杆菌定植部位是否影响根除的疗效？

研究发现，根除治疗失败与幽门螺杆菌定植部位密切相关。幽门螺杆菌寄生于非常部位如胃窦部与胃体交界处，更易导致幽门螺杆菌根除治疗失败。研究还发现，单独使用抑酸剂治疗时，定植在胃窦部的幽门螺杆菌数量明显降低，而胃体部的幽门螺杆菌数量则明显增加，这种现象有可能影响在治疗前单纯使用过质子泵抑制剂患者的幽门螺杆菌根除效果。

6. 幽门螺杆菌定植密度是否影响根除的疗效？

资料表明，幽门螺杆菌定植密度能明显影响抗生素的最低抑菌浓度。高密度幽门螺杆菌为幽门螺杆菌根除失败的独立危险因素。铋剂可有效地降低幽门螺杆菌密度，铋剂颗粒能在幽门螺杆菌细胞壁周围聚集并形成较高浓度，其作用时间与杀菌效力平行。

7. 何谓幽门螺杆菌球形变?

在对幽门螺杆菌的治疗中,经常发现用抗生素治疗过的慢性胃炎患者胃黏膜病理组织中存在大量球形幽门螺杆菌,这种球形变幽门螺杆菌对抗生素不敏感。目前认为球形变幽门螺杆菌以两种形式存在:一种是已经死亡或变性的幽门螺杆菌;另一种是虽未死亡,但不能培养传代的非生长活跃期的幽门螺杆菌。在停用抗生素2~4周或更长时间后就会恢复原来的活性。类球形变对幽门螺杆菌根除治疗失败具有特殊意义,球形变的幽门螺杆菌代谢活动相对低下,尿素酶活性下降,对抗生素的敏感性降低。幽门螺杆菌处于休眠状态常易形成球形变。抗生素对生长活跃期的幽门螺杆菌具有杀伤作用,而对非生长活跃期的幽门螺杆菌并无杀伤作用。球形变被认为是幽门螺杆菌根除治疗失败的原因之一,而且还具有传染性,尤以幽门螺杆菌感染反复治疗者为多见。

8. 患者的依从性是否影响幽门螺杆菌感染的疗效?

患者未按要求完成疗程、不定时服药、减少量等均可导致根除治疗失败。患者良好的依从性是决定成功根除幽门螺杆菌的重要因素。依从性差是导致根除幽门螺杆菌失败的重要原因之一,引起患者依从性差的因素主要为组方复杂和药物不良反应。大多数患者希望用药次数少、剂量小、疗程短,而目前根除幽门螺杆菌的治疗方案服药次数多、剂量大。依从性差不但容易导致治疗失败,而且由于不规则服药还容易引起幽门螺杆菌耐药,使得以后的治疗更加困难。一些患者本身临床症状较重,根除治疗药物的不良反应可能会加重其临床症状而使患者不能坚持服药,对这些患者可暂缓根除幽门螺杆菌治疗。同时在给患者根除幽门螺杆菌治疗时要向患者强调按要求完成疗程的重要性,以获得患者的配合。

部分患者因种种原因未能按要求用药,除治疗方案烦琐之外，药物不良反应是导致依从性差的另一原因。药物不良反应的总体发生率约为 30%，并影响生活质量，其中腹泻、味觉差在所有不良反应中最为常见。医生忽视对药物不良反应的解释工作，造成部分患者对药物不良反应的恐慌，也是患者提前终止用药并导致根除治疗失败的主要原因。

9. 如何提高患者的依从性?

医师根据患者的具体情况制定个体化的治疗方案，补救方案的应用还需考虑患者的个体情况，如耐受性、经济能力。应向患者耐心解释治疗的重要性，同时清楚地说明用药的疗程、服药的时间、方法和可能出现的不良反应等，让患者有充分的心理准备，避免患者不必要的停药，以尽可能提高患者依从性。此外，一些患者治疗前消化不良症状较严重也可影响根除幽门螺杆菌治疗的依从性。此时，可先行对症处理，待症状减轻后再根除幽门螺杆菌。

10. 胃酸是否影响幽门螺杆菌感染的疗效?

大多数抗生素根除幽门螺杆菌的药物有效浓度依赖于胃内 pH 值。通过抑制胃酸，可升高胃内 pH 值，干扰幽门螺杆菌生存环境；胃内 pH 值的升高还可使抗生素活性明显增强；减少抗生素在胃酸中的降解（尤其对克拉霉素）；通过减慢胃排空、减少胃液量，增加药物的浓度（尤其是阿莫西林）；增进抗生素向黏液层的转移。为此，国内外学者均推荐在幽门螺杆菌根除治疗方案中加入质子泵抑制剂。导致胃内酸度过高的原因主要为质子泵抑制剂剂量不足或漏服。

11. 性别与年龄是否影响幽门螺杆菌感染的疗效?

研究发现，女性患者对甲硝唑及克拉霉素的耐药率明显高于男性，容易导致根除治疗失败，原因可能与女性患有妇科疾病，经常使用甲硝唑及克拉霉素有关。在不同地区，性别对幽门螺杆菌根除治疗的影响存在差异。老年患者由于更容易对克拉霉素产生耐药，也是导致根除治疗失败的原因之一。

12. 幽门螺杆菌感染疾病状态是否影响根除效果？

资料表明，十二指肠溃疡患者幽门螺杆菌的根除率高于非溃疡性消化不良患者。非溃疡性消化不良患者幽门螺杆菌对克拉霉素的耐药率明显高于十二指肠溃疡患者，这是导致非溃疡性消化不良患者幽门螺杆菌根除率降低的主要原因。另外，如患者表现为胃窦炎与胃体炎共存，则其感染的幽门螺杆菌容易被根除。

13. 吸烟是否影响治疗效果？

资料显示，吸烟会降低幽门螺杆菌的根除率。吸烟的十二指肠溃疡患者的幽门螺杆菌根除率明显低于不吸烟的患者，原因可能与吸烟增加胃酸分泌有关。吸烟也是导致根除治疗失败的危险因素。

14. 饮酒是否影响治疗效果？

饮酒能使胃黏膜局部幽门螺杆菌的负荷量减少，有研究资料显示饮酒者的失败率明显低于非饮酒者。

15. 胃外哪些部位可以感染幽门螺杆菌？

有研究资料表明，口腔幽门螺杆菌感染可能是幽门螺杆菌根除失败和幽门螺杆菌复发或再感染的重要原因。

16. 哪些环境因素影响治疗效果？

有研究认为根除治疗失败的原因与再感染幽门螺杆菌有关，

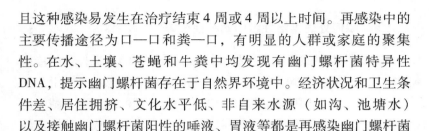

且这种感染易发生在治疗结束 4 周或 4 周以上时间。再感染中的主要传播途径为口—口和粪—口，有明显的人群或家庭的聚集性。在水、土壤、苍蝇和牛粪中均发现有幽门螺杆菌特异性 DNA，提示幽门螺杆菌存在于自然界环境中。经济状况和卫生条件差、居住拥挤、文化水平低、非自来水源（如沟、池塘水）以及接触幽门螺杆菌阳性的唾液、胃液等都是再感染幽门螺杆菌的高危因素。

17. 哪些治疗相关因素影响治疗效果？

治疗方案药物组成、剂量、疗程是决定幽门螺杆菌根除疗效的重要因素。如含有克拉霉素的根除方案，其幽门螺杆菌根除率就比其他方案平均高 10% 左右。以质子泵抑制剂为基础的根除幽门螺杆菌三联方案的疗程也有不同，欧洲和亚太地区推荐 7 天疗程，而美国则推荐 10 ~ 14 天疗程。

18. 如何防治避免耐药菌株的产生？

对于治疗失败的患者，提高其服药的依从性、选择高效的治疗方案和根据当地幽门螺杆菌对抗生素的耐药性调整治疗方案是根除幽门螺杆菌感染的关键。在实施补救疗法时，严格掌握根除适应证，治疗规范化，联合用药，避免再次应用耐药性高的抗生素。

19. 微生态制剂是否可以治疗幽门螺杆菌感染？

一些微生态制剂如双歧三联活菌对幽门螺杆菌也有明显的杀伤作用，可作为辅助治疗的选择。研究发现，乳酸菌或酵母制剂可降低幽门螺杆菌在胃黏膜的定植水平，并能减少抗生素所引起的腹泻等不良反应，提高患者的依从性，从而有利于幽门螺杆菌的根除。

幽门螺杆菌感染及相关胃病 防治问答

20. 如何处理难治性幽门螺杆菌感染？

难治性幽门螺杆菌感染处理措施：①切断幽门螺杆菌的传播途径，积极调控危险因素，对幽门螺杆菌预防再感染具有十分重要的意义。避免饮用被污染的、未经净化处理的江、河、湖、沟和池塘之水。尽量饮用深井水和达标的自来水。养成并保持良好的卫生习惯，注意口腔卫生，戒除烟酒等不良嗜好。家庭成员等密切接触者，若患有幽门螺杆菌感染，最好同时根除治疗。②对多次治疗失败者，可考虑让患者停药一段时间（2~3个月或半年），使细菌恢复原来的活跃状态，以便提高下次幽门螺杆菌的根除率。③加强基层医生对幽门螺杆菌治疗知识的普及与更新。我国特别是基层医院普遍存在对根除疗效判断标准的掌握不当而产生假阴性或假阳性的结果，临床上易导致将根除结果误判的现象。建议根除疗效的判断首选尿素呼气试验；对进行内镜复查者应同时取胃窦、胃体黏膜检测。

21. 难治性幽门螺杆菌感染有何最佳方案？

难治性幽门螺杆菌感染，目前仍然是一个相当棘手的问题，方案的选择相当困难。目前提出的方案没有一个是对所有幽门螺杆菌感染者都是令人十分满意的，其疗效及安全性尚待进一步研究和证实。应根据患者个体情况分析其失败原因和提出处理方法。

（陶可胜　杨德利）

第六节　幽门螺杆菌感染复发

1. 幽门螺杆菌感染治疗后还会复发吗？

幽门螺杆菌感染治疗后有可能复发，但复发率不高。确实有部分人在根除幽门螺杆菌后复发，而且复发率有地区、种族差异性，在西方发达国家及发达地区，复发率很低，平均每年的复发率仅为2%~3%，而在欠发达地区，复发率可高达每年10%~13%。这里说所的复发包含两种情况，第一种是因为根除不彻底，残留在体内的少量细菌死灰复燃，这种情况多发生在治疗成功后的1年内；第二种情况是再次感染了新的幽门螺杆菌。这两种情况都存在，在发达国家，以前者为主，在欠发达地区，通常是后者占主导地位。

2. 幽门螺杆菌感染复发的原因有哪些？

幽门螺杆菌感染复发指幽门螺杆菌根除转后又重新恢复感染状况，检测试验阳性。严格来说包括原菌株未被彻底杀灭而再次感染和新菌株重感染两类。辨别两者的理想方法是对根除前和根除后复发的菌株进行分离培养和菌株鉴定。菌株相同者为再次感染，不同者为重感染。临床上要进行复杂的培养和鉴定常有困难，由于再次感染往往比重感染较早发生，有学者粗略地把复发早的归入再次感染，复发晚的归为重感染，目前两者界定时间未统一，有主张6个月或1年。此方法粗糙，但临床实用。

再次感染的原因有两方面。其一，根除治疗不彻底，隐藏在组织深处或被药物暂时抑制活力的菌株在停药一段时间后重新繁殖；其二，判断根除成功的方法欠准确，出现假阴性。由于治疗方法、检测方法和幽门螺杆菌耐药性不同，故各家报告的再次感染率差别很大，为0~40%。重感染的原因是新菌株感染，占复发者比例很低，重感染率为0~3%，各地区差别不大。

3. 幽门螺杆菌感染复发怎么办？

从理论上说，复发如属重感染，其治疗方法应和首次相同。如属再次感染，即首次治疗失败，极大可能是耐药菌株感染，应作幽门螺杆菌培养和药物敏感试验，以便有针对性地选择药物配伍。但临床上常无条件严格区分再次感染和重感染，细菌培养和耐药研究亦费时费力，此时考虑方案应选择已知无幽门螺杆菌耐药报告的抗生素，如铋剂、阿莫西林、呋喃唑酮等，加上质子泵抑制剂，目的是抑制胃酸以提高抗生素效力，组成四联或三联疗法。应给予充分剂量，疗程可适当延长到 10 ~ 14 天，保证服药依从性及疗效。专家小组推荐，如患者体质许可，应采用四联疗法，复发的患者如确是幽门螺杆菌根除的适应证患者，应有信心接受再次根除治疗，在治疗中，特别是延长疗程的四联疗法，应密切注意不良反应的发生和处理，一般的胃肠道不良反应均轻，宜对症处理和说服患者坚持完成疗程用药，据统计 90% 以上患者可在医师指导下完成根除治疗。

4. 怎样预防幽门螺杆菌感染复发？

预防幽门螺杆菌感染复发的根本办法是改善整个社会的生活及卫生条件，但这是一个漫长的过程。目前能做的，主要有几点：第一，前面提到，家庭成员之间的互相感染很常见，所以如果有条件，家庭成员应同时检测和治疗幽门螺杆菌。第二，初次治疗时就选用疗效好的药物和方案，尽量彻底治疗。第三，研究表明幽门螺杆菌还存在于人体口腔中，所以在治疗胃部幽门螺杆菌感染时应同时检测并治疗口腔幽门螺杆菌感染（加用漱口水漱口或牙斑清洗即可）。第四，治疗后定期复查幽门螺杆菌，如果复发，可以再次治疗。

（陶可胜　杨德利）

第四章　幽门螺杆菌感染中医认识和治疗

第一节　中医认识

1. 幽门螺杆菌感染属于中医哪些病？

中医古典医籍中对幽门螺杆菌并无认识，也没有"幽门螺杆菌感染相关性胃病"的病名记载，但从临床病例的主要症状来看，幽门螺杆菌感染相关性胃病属中医学"胃脘痛""嘈杂""痞满""泛酸"等病症的范畴。

2. 中医如何认识幽门螺杆菌感染？

祖国医学除了强调正气在发病中的主导地位外，还十分重视邪气在发病中的重要作用。正如《儒门事亲》所说："夫病一物，非人身素有之也，或自外而入，或由内而生，皆邪气也"。笔者认为幽门螺杆菌感染当属中医学的"邪气"范畴，是胃病发生的重要因素。"邪气"在中医学中包含致病微生物，而幽门螺杆菌的发病特点是激惹性、渐进性、反复性，均符合中医湿热邪气的临床表现。

3. 幽门螺杆菌感染中医病机是什么？

幽门螺杆菌属中医"邪气"的范畴，而幽门螺杆菌这种邪气之所以会侵犯人体，引起相应的疾病发生，必定与人体内存在的正气不足有关。祖国医学早有这方面的论述:《素问·评热病论》指出"邪之所凑,其气必虚""正气存内,邪不可干",正邪相争导致"正虚邪实"。由于幽门螺杆菌定植于胃,而胃与脾以膜相连,表里相合,反映出幽门螺杆菌相关性胃病的病因病机。研究发现:幽门螺杆菌培养阳性患者中发现淡舌的幽门螺杆菌阳性有显著意义,淡红舌的幽门螺杆菌阳性有非常显著意义,厚、腻、浊、滑等舌苔幽门螺杆菌阳性有非常显著意义,幽门螺杆菌阳性患者与幽门螺杆菌阴性患者的苔色比较差异无显著性,提示幽门螺杆菌感染与脾气虚有显著性关系。目前认为脾胃虚弱是幽门螺杆菌感染的病理基础,而在此基础上所形成的气滞、血瘀、郁热、湿阻等病理变化为幽门螺杆菌的附着、繁殖、致病提供了客观条件,幽门螺杆菌感染后可进一步损伤脾胃,加重脾胃虚弱的程度,使机体祛邪无力,不能消除幽门螺杆菌。

本病的发生,祖国医学认为饮食不节,脾胃虚弱是发病的基础,外邪侵袭、情志所伤是发病的重要因素,在这些因素作用下,以致胃失和降,气机不利,胃失濡养而发病。该病以湿热阻胃为标,胃气虚弱为本,而成本虚标实。李东恒在《脾胃病》中指出"肠胃为市,无物不受,无物不入,若风、寒、暑、湿、燥一气偏胜,也能伤脾损胃"。现代研究认为,湿热蕴积的环境有利于幽门螺杆菌的生长和繁殖。湿热之邪侵袭人体,伏藏胃腑,但其发病与否却和人体的正气密切相关。只有胃气虚弱时,幽门螺杆菌才能乘虚而入,导致发病。胃气虚弱,腐熟无权,可酿生湿热,湿热阻胃又可耗伤胃气,使胃气愈虚,二者互为因果,造成恶性循环,并酿生痰、浊、瘀、毒,逐渐向萎缩性胃炎、癌前病变、胃癌发展,故而幽门螺杆菌相关性胃病以虚实夹杂且以实证为主者居多,这也符合多数学者的临床报道。

总之,该病的病机多虚实夹杂,虚以脾胃气虚为主,少数为胃阴不足,实则湿热内蕴,肝郁气滞和血瘀。

4. 幽门螺杆菌感染与中医证型的关系如何？

幽门螺杆菌感染率与中医证型密切相关。综合相关文献表明，幽门螺杆菌感染以脾胃湿热型感染率最高，热证、瘀证的幽门螺杆菌感染也明显增高，但也有研究表明脾虚各证型中都有一定幽门螺杆菌阳性率。研究发现，幽门螺杆菌阳性率以脾胃湿热型最高，其他依次为胃络瘀血型、肝胃不和型、脾胃虚弱型、胃阴不足型，邪盛者幽门螺杆菌阳性率高，正虚者偏低。在诊断方面，国内有人检测了1025例以胃痛为主症的患者，发现幽门螺杆菌检出率与舌象的关系是黄腻苔＞黄厚苔＞薄黄苔＞白腻苔＞白厚苔＞苔少者；舌红＞舌紫暗＞舌淡红＞舌淡。在研究中观察到，幽门螺杆菌阳性胃病患者表现为舌质红或红绛或暗红，舌苔黄或黄厚腻，且往往经胃镜下显示胃黏膜炎症重，幽门螺杆菌强阳性的患者舌质舌苔的热象也明显；而湿热渐退，舌象转为淡红舌薄白苔时，胃镜观察胃黏膜炎症好转，幽门螺杆菌滴度下降或转阴，认为幽门螺杆菌增生越重，胃内炎症越明显，则舌象中的湿热状态和黄苔发生率越显著，有明显的正相关，在临床上可将舌质舌苔作为幽门螺杆菌感染程度的客观观测指标。由此可见，湿热证与幽门螺杆菌的关系十分密切。有人提出幽门螺杆菌是六淫之中的湿热之邪，湿热是胃病的启动因子。幽门螺杆菌感染率与脾虚也有密切关系。

5. 幽门螺杆菌感染舌象有何特点？

舌与脏腑经络之间有着非常密切的内在联系。舌是人体消化系统的门户，对体内的异常变化有高度的敏感性，即使是极微弱的病理变化也能在舌象上反映出来，特别是对消化系统的病变尤为突出，故有"舌为胃之镜"的说法。舌象可看成反映消化道器官的一系列状态、功能变化的复杂的窗口。舌质为脏腑气血所荣，舌苔系胃气熏蒸胃阴上潮而成。正常舌苔是由胃气、胃阴上蒸于舌面而生成，病理性舌苔则是胃气挟邪气上蒸而成。舌象对于指导脾胃病辨证诊断、治疗、判断治疗效果均具有重要的指导意义。几千年来祖国医学根据人体的舌象，能够较准确地窥视脾胃疾病以指导临床用药。祖国医学认为："舌为脾胃之外候，苔乃胃气所蒸化"，因此，胃十二指肠黏膜的病变及幽门螺杆菌感染又与舌象变化有一定的关系。

舌诊是中医诊断疾病的重要手段之一，舌象的变化对临床辨证施治具有指导意义。阳明胃脉络舌本，舌为脾、舌苔系胃气所生，说明舌苔和脾胃关系是密切的。《临证验舌法》说：舌见黄色，脾胃病也。我们观察舌象的演变，有慢性胃病患者，如有炎症存在，则舌质红、舌苔薄黄、厚白、黄白腻，所以应考虑有合并胃幽门螺杆菌感染因素，给予用消炎药物配合治疗。许多研究发现幽门螺杆菌检出率与舌象的关系是：黄腻苔 > 黄厚苔 > 薄黄苔 > 白腻苔 > 白厚苔 > 苔少者；舌红 > 舌紫暗 > 舌淡红 > 舌淡。

6. 幽门螺杆菌感染中医临床指标有哪些？

想要测知幽门螺杆菌感染的数值标准，可通过胃内组织的病理检验和尿素呼气试验测定即可得出结果。然而，临床医生不可能对每个患者都做检查。因此，需通过临床观察患者的特征表现断定是否有幽门螺杆菌感染，感染的程度如何，所占比例多少。据临床观察有以下七项指征可作为幽门螺杆菌感染的参考：①有慢性胃病史多年；②面见暗红色斑者；③口有秽味；④胃内灼热，嘈杂刺痛；⑤形瘦疲惫；⑥舌质暗红或光剥；⑦右关脉独沉，时弦时紧。凡具备①③④项指征者，视为幽门螺杆菌感染；加上②⑥两项指征者，为中度幽门螺杆菌感染；七项指征全都具备，则为重度幽门螺杆菌感染。

7. 口疮是否与幽门螺杆菌感染有关？

口疮又称复发性口腔溃疡，是口腔黏膜的常见病、多发病，病因至今尚未完全清楚。临床以口腔黏膜反复出现孤立、圆形或椭圆形的浅表溃疡，局部灼热疼痛为特征。

相关的文献研究表明，在慢性胃病患者口腔牙菌斑、唾液中以及胃内能同时检测出幽门螺杆菌，而伴有幽门螺杆菌感染的口疮患者的消化道疾病的发病率也明显上升，提示口腔为幽门螺杆菌重要的聚集地之一，幽门螺杆菌感染与口疮发病之间可能存在一定的内在联系。结合既往的相关证候研究提示的脾胃湿热证为幽门螺杆菌相关疾病发生过程中邪气最盛、邪正交争最剧烈的阶段，及幽门螺杆菌感染率较高之观点，初步提出：临床口疮反复发作的原因部分可能是源于湿热黏滞及致病隐匿、渐进和缠绵的特征以及幽门螺杆菌感染；脾胃受损，运化失调，湿热内蕴，熏蒸口舌可能是口疮缠绵难愈的关键病机之一。脾胃湿热、幽门螺杆菌感染与口疮发病存在一定的内在联系。口腔中幽门螺杆菌感染的相关研究需要多部位、多方法的同时检测，才有可能综合反映口腔内幽门螺杆菌感染的真实情况，有关脾胃湿热、幽门螺杆菌感染与口疮发病关系的探讨应引起必要的重视。

（王纪坤　吕丽娜）

第二节　中医治疗

1. 中医治疗幽门螺杆菌感染有何优势？

目前西医对幽门螺杆菌感染尚缺乏理想的治疗方案，应用质子泵抑制剂、铋盐、抗生素等治疗部分有效，单独应用疗效不佳，三联疗法细菌根除率可达 80% ~ 90%，但常出现恶心、腹泻、伪膜性肠炎等不良反应。中医药治疗已显示出优越性。目前中医药治疗幽门螺杆菌阳性胃炎、溃疡病，多不拘泥古方，而是辨病与辨证结合，选用清热药和理脾胃药为主的单方和复方，水煎服或研末冲服。

2. 哪些中药可治疗幽门螺杆菌感染？

对中药抑杀幽门螺杆菌作用的筛选中，使用率最高的是清热药，尤其是清热燥湿解毒类药为多，且疗效较好，其中黄连抑菌作用较强，其次是大黄、黄芩、黄连等，此外补气、化湿、理气、温阳、活血化瘀等类药，如党参、甘草、白芍、木香、元胡、吴茱萸、桂枝、三七等也有抑菌作用，可根据辨证施治。这为治疗幽门螺杆菌感染的用药提供了依据。但中药治疗讲究整体观念，既重视细菌的作用，又注意宿主整体免疫反应及局部微环境的动态变化，除选择杀灭幽门螺杆菌的药物外，还可通过提高机体防御机能（免疫机能）等手段达到清除幽门螺杆菌的目的。黄连主要成分为小檗碱，抗菌谱较广，对幽门螺杆菌抑菌较强，并能对抗乙酰胆碱，有解痉作用。大黄能减少胃液分泌，降低胃游离酸及胃蛋白酶活性，有消除幽门螺杆菌的作用，减轻炎症程度，改善溃疡部位微循环，有利于溃疡愈合。三七粉不仅杀菌作用较强，且通过改善胃黏膜微循环而加速萎缩、肠化或增生组织病理逆转。此外，蒲公英、白花蛇舌草、半枝莲、徐长卿、地锦草、莪术、黄芩等药理证实均有杀灭幽门螺杆菌的能力，临症时均可选用。

3. 如何辨证治疗幽门螺杆菌感染？

中医辨证治疗幽门螺杆菌相关性胃病，目前已积累了一些经验。在抑制或消除幽门螺杆菌的致病因子的同时，注意增强机体的防御功能，保护胃黏膜屏障，纠正胃肠道的功能状态，达到扶正祛邪的目的。因此，益气健脾、消热化湿、行气活血、扶正祛邪应为治疗幽门螺杆菌的基本原则。中药有安全、不良反应少的优势，在临床上具有一定优势。笔者根据中药体外抑菌试验结果，辨证分型治疗幽门螺杆菌相关性胃病，改善症状明显，现介绍如下：①脾胃湿热型：症见胃脘灼痛，大便干结，舌苔黄腻，查幽门螺杆菌阳性，治以清热除菌。处方：酒制大黄5克，黄连10克，黄芩10克，地丁20克，蒲公英20克，槟榔10克，丹参20克，半夏10克，半枝莲20克。组合原则是选择清热兼有抗幽门螺杆菌作用的大黄、黄连、黄芩、地丁、蒲公英等，再配以其他清热燥湿的中药。②肝胃不和型：症见胃脘胀痛，嗳气吐酸，食后饱胀，查幽门螺杆菌阳性，治以降气除菌。处方：代赭石20克，槟榔10克，厚朴10克，百合20克，乌药10克，蒲公英20克，黄连5克，白芍20克，佛手15克，焦三仙各10克。组方原则是选择降气兼有抗幽门螺杆菌作用的槟榔、厚朴等，再配以其他疏肝和胃的中药。③脾胃虚弱型：症见胃脘隐痛，喜暖喜按，空腹痛甚，得食痛缓，舌苔薄白，查幽门螺杆菌阳性，治以健脾除菌。处方：黄芪30克，肉桂5克，高良姜5克，白术10克，白芍20克，蒲公英20克，百合20克，乌药10克，黄连5克，甘草5克。组方原则是选择健脾温中兼有抗幽门螺杆菌作用的黄芪、肉桂、高良姜等，再配以其他健脾益气的中药。④胃阴不足型：症见胃脘灼痛，口干口苦，舌红少津，查幽门螺杆菌阳性，治以滋阴除菌。处方：百合20克，乌药10克，沙参20克，麦冬20克，赤芍20克，丹参20克，乌梅10克，槟榔10克，黄连5克，蒲公英20克，半枝莲20克，甘草10克。组方原则是选择滋阴兼有抗幽门螺杆菌作用的乌梅、赤芍、麦冬等，再配以其他滋阴和胃的中药。⑤胃络瘀血型：症见胃脘疼痛，痛处固定，舌质紫暗或有瘀斑，查幽门螺杆菌阳性，治以化瘀除菌。处方：酒制大黄5克，丹皮10克，丹参20克，赤芍

20克，半枝莲20克，莪术10克，厚朴10克，槟榔10克，蒲公英20克，三七2克。组方原则是选择活血化瘀兼有抗幽门螺杆菌作用的大黄、丹参、丹皮、三七等，再配以其他活血化瘀的中药。

上述辨证分型主症清楚，简便易行，临床易于掌握。将有抗幽门螺杆菌作用的中药，按其功效分类，根据证型加以区别应用，符合中医辨证用药的特点，因此临床使用时，可较快改善症状，缓解病情。

4. 哪些专方可以治疗幽门螺杆菌？

虽然对幽门螺杆菌相关性胃炎，消化性溃疡有不少辨证分型，但在治疗上大多的是采用专方治疗。笔者收集了近年来治疗幽门螺杆菌感染常用方，有半夏泻心汤、左金丸、香连丸以及等十首自拟专方。从用药上看，黄连使用的概率最大，共7次；其次是白芍、黄芪、半夏各6次；党参、白术各5次；蒲公英、枳壳、白花蛇舌草、丹参各4次；白及、元胡、黄芩、木香、砂仁、三七各3次；厚朴、炙甘草、大黄、鸡内金各2次；使用1次的药物有干姜、桂枝、乌梅、当归、柴胡、徐长卿、苦参、吴茱萸、仙鹤草、藿香、山楂、麦冬等，可见所有药物中有不少能直接抑杀幽门螺杆菌。从药物分类看，使用最多的是清热药（尤其是清热燥湿药），还有补气、活血化瘀、理气药。幽门螺杆菌是慢性胃炎的重要致病因素，慢性胃炎多属中医慢性胃脘痛范畴；流行病学调查表明，气滞、虚弱（包括虚寒）、火郁、湿热是慢性胃脘痛的主要原因。从用药上看，医家已基本注意到这些因素，因此取得满意疗效。中药复方对幽门螺杆菌有抑杀作用，且有组方灵活，随症加减的特点。

5. 哪些中成药能治疗幽门螺杆菌?

常用于治疗幽门螺杆菌感染的中成药精制大黄片、营胃片、槟榔、鸦胆子乳剂、槟榔四消丸、锡类散等均有一定的治疗效果。胡伏莲等采用中药三黄片（由小檗碱、黄芩及大黄组成）治疗幽门螺杆菌相关性慢性胃炎，幽门螺杆菌清除率为 64.4%，与得乐冲剂对照组相比大致相同。

6. 小檗碱能否治疗幽门螺杆菌?

小檗碱（又名黄连素）治疗胃、十二指肠球部溃疡效果较好，这与它对幽门螺杆菌有抑制作用有关。内蒙古消化病研究所在促进大鼠胃溃疡的实验研究中，发现黄连素对胃溃疡有促进愈合的作用，机制为小檗碱抑制胃酸作用有关。安徽医科大学报道了黄连素治疗胃溃疡 32 例，滨州医学院报道了黄连素治疗消化性溃疡及杀灭幽门螺杆菌的关系。黄连素与硫糖铝、黄连素与谷维素、黄连素与雷尼替丁合用治疗消化性溃疡的疗效比单方的效果要好，表明黄连素与其他药物合用时，对于清除幽门螺杆菌，具有协同作用，可以减少溃疡的复发。口服每次 0.4g，每日 4 次，4~6 周为 1 疗程。若配合三联疗法效果更好。

7. 中西医结合治疗幽门螺杆菌效果如何?

中医药采用辨证论治的方法对杀灭或抑制幽门螺杆菌取得了较好的效果。但实验研究证明，单纯中药治疗幽门螺杆菌根除率并不理想，在辨证论治的基础上中西药合用对延缓西药耐药性的产生、降低毒性和不良反应的发生率，防止其复发收到了满意的效果。但在中西医结合方面，显示了中药能协助提高西药清除幽门螺杆菌的优势，仍存在不少问题，临床辨证分型、服药疗程，诊断及疗效判断标准尚不统一，很多报告未能观察幽门螺杆菌长期追踪效果。因此，寻求新的、符合幽门螺杆菌感染性胃病的有效疗法仍是今后研究的重大课题。

大量研究证实，在直接抑制和杀灭幽门螺杆菌作用方面，西药优于中药，但存在耐药性强、不良反应大、依从性差、价格高等缺点，难以达到有效的杀菌水平，中药具有不良反应小，对病变本身有治疗作用，可保护和提高黏膜防御能力，且价格低廉，很少产生耐药性等优点，与西药联用可延缓西药耐药性的产生，降低不良反应的发生率，防止其复发和再感染，疗效显著。临床上，西药选用质子泵抑制剂、铋剂、H_2 受体拮抗剂、抗生素等联合以抗幽门螺杆菌中药为主的汤剂，不仅提高幽门螺杆菌的根除率，而且明显改善症状和缓解病情，取得满意效果。姚希贤等根据药物敏感试验，采用"胃忧愈"加乌梅、黄连、丹皮等清热解毒药组成"灭幽门螺杆菌煎剂"抗幽门螺杆菌治疗，幽门螺杆菌清除率与根除率分别为 87.5% 和 75%，疗效与二联组（铋剂 + 甲硝唑 + 灭幽门螺杆菌煎剂）的疗效与现用标准三联组疗效相当（87.5%）。四联组（标准三联 + 灭幽门螺杆菌煎剂）的疗效更佳。中西医结合治疗幽门螺杆菌的特点：①疗效较高；②不良反应减少；③溃疡的愈合质量提高。国内很多专家在中医中药及中西医结合治疗幽门螺杆菌相关性胃病方面进行了尝试和实验，取得非常满意的成果，显示了极大的优越性和必要性。因此，在实验研究的基础上采用中西医结合二联或三联用药，为提高愈合质量和幽门螺杆菌根除率，减轻不良反应、降低复发率，开辟了一条大有希望和前景的治疗途径。

8. 中药治疗幽门螺杆菌感染有何不足？

尽管抗幽门螺杆菌中药具有不良反应小、依从性好、价格低廉、疗效好（幽门螺杆菌的根除率达 40% ~ 80%）等优点，但与国际标准三联疗法相比，还有相当的差距。为了提高中药抗幽

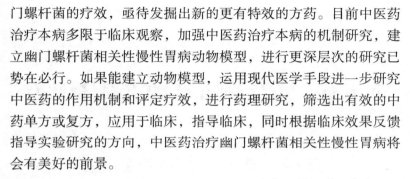

门螺杆菌的疗效，亟待发掘出新的更有特效的方药。目前中医药治疗本病多限于临床观察，加强中医药治疗本病的机制研究，建立幽门螺杆菌相关性慢性胃病动物模型，进行更深层次的研究已势在必行。如果能建立动物模型，运用现代医学手段进一步研究中医药的作用机制和评定疗效，进行药理研究，筛选出有效的中药单方或复方，应用于临床，指导临床，同时根据临床效果反馈指导实验研究的方向，中医药治疗幽门螺杆菌相关性慢性胃病将会有美好的前景。

（马　强　吕丽娜）

第五章　孕产妇和儿童幽门螺杆菌感染

第一节　孕产妇幽门螺杆菌感染

1. 孕妇感染幽门螺杆菌怎么办？

孕妇感染幽门螺杆菌不会经血行传播影响胎儿的。如果孕妇没有明显的胃痛、胃胀等胃病的症状，是不会影响孩子的，建议不要担心。怀孕期间问题不大，但是等孩子出生后，哺乳结束后，尽快治疗。

2. 孕妇家人患有幽门螺杆菌，会传染给胎儿吗？

幽门螺杆菌是通过饮食传染的。孕妇家人有幽门螺杆菌，对孕妇的胎儿是没有什么影响的。不过为了优生优育的考虑还是建议到医院就诊的。如果家人有幽门螺杆菌感染还是建议进行治疗。

3. 父母患有幽门螺杆菌感染，孩子容易感染吗？

幽门螺杆菌感染在家庭内有聚集现象，儿童比较容易感染幽门螺杆菌，儿童的感染通常受到家庭成员的影响。父母双亲都感染的，儿童感染的机会是44%，父母双亲只有一方感染的，儿童感染的机会是30%，如果父母双亲都没有感染的，儿童的感染机会是21%。

4. 幽门螺杆菌影响怀孕吗？

幽门螺杆菌大多数情况下不影响怀孕，但胃病过重的例外。因为怀孕后不方便用药治疗，此种情况可以先治疗再怀孕。伴有胃病，且有幽门螺杆菌感染的，应该进行幽门螺杆菌根除治疗。

5. 早孕反应与幽门螺杆菌感染有关吗？

在美国胃肠病学会第 65 届学术年会上，一份病例对照研究结果表明，有幽门螺杆菌感染的妇女其早孕反应（包括腹痛、恶心和呕吐）较未感染者严重。

6. 幽门螺杆菌是妊娠剧吐的元凶吗？

武汉大学人民医院生殖医学中心鄢素华等研究发现：幽门螺杆菌感染与妊娠剧吐有关。如果孕前胃肠道已经感染了幽门螺杆菌，那么一旦怀孕往往要比无感染孕妇痛苦得多：剧吐不断，难以进食，营养不良。因为患者怀有身孕，医生在对症处理或对因治疗方面颇感棘手，甚至束手无策。

7. 哺乳期妇女可以治疗幽门螺杆菌吗？

哺乳期妇女可以治疗幽门螺杆菌，但需要停止喂奶的，许多药物尤其是抗生素能通过乳汁，影响宝宝的健康，用药期间，建议奶粉代替，停药三天后喂奶。如果病情不重，也可等断奶后治疗幽门螺杆菌。

8. 患有幽门螺杆菌感染的妇女能喂奶吗？

患有幽门螺杆菌感染妇女可以喂奶。幽门杆菌不会通过乳汁传染。

9. 幽门螺杆菌呼气实验检测多久后再怀孕好？

刚做了幽门螺杆菌呼气试验检测，至少在一个月后再怀孕为好，三个月后再怀孕更好。

（王俊红　郭晓红）

第二节　儿童幽门螺杆菌感染状况

1. 幽门螺杆菌是否感染儿童？

幽门螺杆菌可以感染儿童。我国江苏两地检测 3～12 岁儿童幽门螺杆菌感染率达 70%，北京东城区调查 3～12 岁儿童幽门螺杆菌感染率为 36%、7～14 岁为 46%。

2. 儿童幽门螺杆菌感染有何特点？

近年来，幽门螺杆菌在儿童人群中流行的资料有所增多，但还是有限的。幽门螺杆菌在人群中的流行率与患者所居住国家或地区的社会经济是否处在发达或发展中的地位有关。在西方发达国家地区儿童与青少年中一般很少有幽门螺杆菌定植，5 岁以下更是少见，50 岁以后 50% 以上的患者才有幽门螺杆菌血清学感染的依据，如法国 10 岁以内感染者仅有 3.5%；与此相反的是在发展中国家幽门螺杆菌感染率较高，10 岁即有 50% 感染幽门螺杆菌，在阿尔及利亚、冈比亚等国报道，有 45%～90% 的儿童是在 10 岁内感染了幽门螺杆菌。此外最近报道在人的一生中儿童期较成人期容易获得幽门螺杆菌感染，出生较早的较出生迟的个体具有更容易获得幽门螺杆菌感染的危险。上海市瑞金医院报道：7～12 岁无症状学龄儿童人群平均幽门螺杆菌感染率为41%，其中 7 岁组为 31%，8 岁为 35%，9 岁为 39%，10 岁为

46%，11 岁为49%，12 岁为47%。农村学生感染率为50%，明显高于市区学生32%的感染率，即幽门螺杆菌感染率受社会经济地位影响。此外，发现儿童幽门螺杆菌感染率还受父母职业和家庭条件、知识文化水平的影响。在教师、医生、会计、干部等类职员的家庭中，儿童幽门螺杆菌感染率仅为33%，而在工人（含农工）、农民家庭中感染率达44%~48%。

3. 儿童幽门螺杆菌感染有哪些症状？

幽门螺杆菌是一种慢性感染源，进入人体内后主要定居在胃黏膜，产生一系列病理变化，导致不同的临床后果。研究证实：儿童如果感染了幽门螺杆菌，可无任何症状，但有的患儿会出现反复发作性腹痛、恶心、呕吐、食欲缺乏、缺铁性贫血、黑便、胃炎、溃疡病等，有些患儿还伴有体重减轻、生长发育迟缓或抵抗力降低等表现。

4. 预防胃病为何从儿童抓起？

1982 年，澳大利亚医生马舍尔首先在胃炎和胃溃疡患者胃部发现幽门螺杆菌，他为了向人们证实他的发现，就"以身试菌"吞服了他自己培养的活幽门螺杆菌，这事没向任何人透露。马舍尔的母亲是一位老护士，一周后的一天她忽然发现儿子患上了口臭，原来他患上了幽门螺杆菌感染性胃炎。这个结果告诉了人们，亦让人们相信了胃炎、胃溃疡是感染性疾病，可以在人群中传播。从儿童开始，随年龄增长感染率增高。感染幽门螺杆菌的儿童家长中，父母双方均阳性的占60%，父母中一人为阳性占40%。我国70 岁以上感染率可达78.9%。

为此，对幽门螺杆菌的感染防治，应提倡从儿童抓起。防止环境的污染，在发展中国家儿童感染率高，多因卫生条件差，环境污染，粪—口传播比口—口传播机会更多。防止水源污染及暖水瓶内用水的二次污染。儿童尤其注意手及个人卫生，注意口腔清洁。注意饮食卫生，提倡家庭分餐，加强幼儿园、小学校集体伙食的管理。临床一旦有症状就到医院就医，及时确诊、尽早治疗，对幽门螺杆菌感染者要尽可能治愈。

当前一个重要的问题是我们要把幽门螺杆菌的有关知识尽快普及给人民群众，让每家每户都知道：胃病是因传染了幽门螺杆菌后引起的，目前唯一有效的简易办法是讲究卫生，防止"病从口入"，特别是做家长的从婴幼儿出生后即开始注意这一点。若能做到这一点，待有效的疫苗到来之前，我们就已可能从儿童开始减少一大批幽门螺杆菌感染者，大大减少各种胃病的发生率。

（郭晓红　王俊红）

第三节　儿童幽门螺杆菌感染的危害

1. 儿童幽门螺杆菌感染有何危害？

有关研究显示，不仅儿童胃炎、胃溃疡、十二指肠溃疡与幽门螺杆菌感染有关，就连儿童蛋白丢失性肠病、儿童消化不良均与幽门螺杆菌的感染相关。有报道称消化不良的儿童幽门螺杆菌感染率为30%。意大利调查研究儿童幽门螺杆菌感染的流行率、感染危险因素以及感染对青春前期学生身高增长的影响等发现，在7～12岁儿童中，它使女孩身高增长明显减慢，对男孩影响不大，此外，幽门螺杆菌感染可能延迟或减慢青春期生长的可能性。

2. 儿童胃炎与幽门螺杆菌感染有关吗？

系统的病因学研究已经证明，幽门螺杆菌与慢性胃炎的发病有明确的因果关系。经组织学证实儿童慢性胃炎病例中，幽门螺杆菌检出阳性率在 60% 以上，而组织学检查未见异常者，继发性胃炎（药物性、胆汁反流性、嗜酸细胞性胃炎）、胃克隆氏病患儿未能检出幽门螺杆菌。若清除幽门螺杆菌感染，则儿童的慢性胃炎症状可获明显减轻。幽门螺杆菌感染与儿童慢性活动性胃炎的发生有密切关系，是儿童慢性胃炎重要致病因素。

3. 儿童消化性溃疡与幽门螺杆菌感染有关吗？

儿童消化性溃疡的病因不甚明了，发病率明显低于成人。以往的研究多集中于遗传等因素。幽门螺杆菌的致病性确认以后，学者们认识到，和成人一样，幽门螺杆菌同样是儿童溃疡病的促发因素和复发因素。一项对 13 例患儿十二指肠球部溃疡的前瞻性研究显示，在球溃疡发作前，所有患儿均有幽门螺杆菌相关性胃炎病史，而胃黏膜无感染的儿童十二指肠球溃疡极为少见。

4. 儿童反复腹痛是否与幽门螺杆菌感染有关？

儿童的反复发作性腹痛很常见，其在 4～16 岁患儿的发生率为 10%～15%。为研究反复腹痛儿童的幽门螺杆菌感染，明确幽门螺杆菌根治与腹痛的消失是否有内在联系，以色列学者从临床、内镜、组织学和血清学方面作了调查发现，在反复腹痛的儿童中，幽门螺杆菌感染率明显高，根治幽门螺杆菌能明显消除不明原因反复腹痛的症状，所以推测幽门螺杆菌感染可能是致腹痛的原因。而幽门螺杆菌阴性者，可能为功能性腹痛。

5. 儿童缺铁性贫血与幽门螺杆菌感染有关吗？

尽管在发展中国家，儿童幽门螺杆菌感染合并缺铁性贫血并不常见，但是幽门螺杆菌感染可能与缺铁性贫血相关。芬兰的一项研究显示，在根除幽门螺杆菌后，患儿的缺铁性贫血得到了治愈。共有 8 例患儿为缺铁性贫血，补充铁剂治疗无效，这些患儿接受胃镜等检查后确诊为慢性活动性胃炎合并幽门螺杆菌感染。经过抗生素治疗后，患儿的幽门螺杆菌被根除，患儿的血红蛋白水平恢复正常。

6. 儿童厌食与幽门螺杆菌感染有关吗?

儿童厌食行为过去被认为是非器质性心理精神性疾病，病因一直不清楚。虽然厌食病在临床工作中经常见到，抚育者与儿科医生对此非常重视，但是，也从来没有人将它与幽门螺杆菌感染联系到一起，因此，治疗上一直不对症，给患儿带来了不少痛苦。现已证明：厌食消瘦儿童幽门螺杆菌感染发生率明显高于健康对照组，幽门螺杆菌感染与儿童厌食消瘦有关，是儿童厌食甚至导致营养欠佳的原因之一。幽门螺杆菌引起儿童厌食的机制尚不完全清楚，仍需做进一步研究。幽门螺杆菌感染可能是儿童厌食症的重要病因，建议对厌食症儿童常规检测幽门螺杆菌治疗。

7. 生长发育迟缓是否与幽门螺杆菌感染有关?

Patel 等对 554 名在校儿童的调查表明，在 7～12 岁，幽门螺杆菌感染的儿童身高平均减少 1.1cm（0.3～2.0cm），这种生长迟缓主要表现在女孩的生长上（平均 1.6cm）。感染幽门螺杆菌的成人与未感染者相比，男性平均要矮 1.9cm，女性要矮 1.1cm，其可能的机制：①幽门螺杆菌感染引起明显的胃肠道症状，导致营养物质吸收减少，蛋白质等从肠道丢失，引起营养不良；②幽门螺杆菌感染的作用如同其他慢性疾病如糖尿病、慢性炎症性肠病一样，是非特异性；③幽门螺杆菌感染刺激机体免疫系统，产生免疫反应，导致细胞因子如 IL-1、6、8 和 TNFα 的释放增加，它作用于性腺、扰乱卵巢内分泌功能，扰乱性激素和生长激素的产生和释放，影响生长。然而，Oderd 等对 134 例

5～13 岁身高低于平均身高 3 个百分点的儿童进行观察，并以 134 例身高超过平均身高 25 个百分点的儿童作为对照组，结果发现，身高与幽门螺杆菌对其感染与否无关，而与其父母亲的身高、儿童出生时的体重以及社会经济状况等密切相关。

（郭晓红　王俊红）

第四节　儿童幽门螺杆菌感染诊治

1. 怎样确诊儿童幽门螺杆菌感染?

一般认为，反复发作的上腹疼痛不适是儿童幽门螺杆菌感染的主要症状，且经治疗清除幽门螺杆菌后大多数患儿症状消失；但当73% 的患儿幽门螺杆菌相关胃炎复发时，仅 13% 的患儿出现症状。这说明，感染了幽门螺杆菌的患儿在临床上常无症状，治疗的安慰剂效应起了作用。因此，儿童幽门螺杆菌感染的诊断，似比成人更需要依赖实验室检查。胃黏膜活检组织细菌培养是验证其他幽门螺杆菌诊断性检测的金标准，但因患儿难于接受内镜活检，且费时多，耗资大，不适宜临床应用。组织切片革兰染色、苏木精－伊红染色、改良姬姆萨染色均可部分地满足诊断需要，但其特异性和敏感性均逊于银染色法。而银染法烦琐、费时，不能常规使用。活检标本的快速尿素酶试验是临床上应用最广、最为便捷的成人幽门螺杆菌感染的诊断手段，但在儿童的敏感性低于成人，可能与活检组织内细菌数量较少有关。

尿素呼吸试验属非侵入性检查，^{13}C 尿素呼吸试验无放射性，结果准确，是诊断儿童幽门螺杆菌感染和鉴定治疗效果的良好方法。其缺点是费用大，难以广泛应用。以 ^{14}C 代替 ^{13}C 标记尿素可以大大降低费用。在儿童用 ELISA 法检测血清幽门螺杆菌－IgG 抗体，其特异性达 99%，敏感性达 96%，适于在儿童中推广。值得注意的是，用 ELISA 法检测儿童幽门螺杆菌感染时，必须使儿童血清标准化，即以 OD 值超过正常儿童 2 个标准差为幽门螺杆菌感染的阳性标准，不宜使用成人血清标准对儿童检测结果进行评价。因为成人血清内抗体水平较高，很多幽门螺杆菌感染患儿有可能被漏诊。这一方法的局限是，不能确定现症感染，用于观察药物疗效时也不如其他方法反应及时。另外，儿童血清中幽门螺杆菌 – IgA 和幽门螺杆菌 – IgM 抗体含量较成人低，用于诊断儿童幽门螺杆菌感染敏感性差。

2. 哪些儿童幽门螺杆菌感染需要治疗？

儿童幽门螺杆菌感染治疗的适应证：消化性溃疡、胃 MALT 淋巴瘤必须根治。以下情况可考虑根治：①慢性胃炎；②胃癌家族史；③不明原因的难治性缺铁性贫血；④计划长期服用 NSAID（包括低剂量阿司匹林）；⑤监护人、年长儿童强烈要求治疗。

3. 儿童幽门螺杆菌感染治疗药物有哪些？

基础药：①铋剂：橡酸铋钾（胶态次枸橼酸铋，得诺）7～8mg/（kg·d）。②质子泵抑制剂（PPI）：奥美拉唑 1mg/（kg·d），分 2 次。③H_2 受体阻滞药：西咪替丁和雷尼替丁或法莫替丁。

抗生素：①阿莫西林（羟氨苄青霉素）50mg/（kg·d），分 2～3 次。②替硝唑 20mg/（kg·d），分 2～3 次。③甲硝唑（灭滴灵）20mg/（kg·d），分 2～3 次。④克拉霉素 15mg/（kg·d），分 2 次。

目前，尚未找到可用于根除幽门螺杆菌感染的特异性药物。现阶段，主要采用 2～3 种药物联合治疗。儿童幽门螺杆菌感染的菌株一般耐药性低，治疗效果优于成人，常采用三联法，以避免增加药物反应的机会。铋剂常被用作控制幽门螺杆菌感染的核心药物，在多种治疗方案中，均有铋剂参加。一般认为，常规剂量的铋剂对儿童是安全的。

4. 儿童幽门螺杆菌感染治疗方案有哪些？

以铋剂为主的方案：铋剂加上 2 种抗生素：国内较常用的三联疗法为铋剂＋阿莫西林（羟氨苄青霉素）＋甲硝唑，疗程 2 周。

以 PPI 为主的方案：PPI 加 2 种抗生素（同上）。常用的方法：PPI ＋阿莫西林（羟氨苄青霉素）＋克拉霉素，疗程 2 周或 1 周。

以 H_2 受体阻滞药为主的方案：西咪替丁和雷尼替丁或法莫替丁加两种抗生素。以 2 周为一疗程，不良反应少，尤适于胃酸分泌旺盛有溃疡病的患者。

上述治疗方案如何应用于儿童，疗效如何，均有待于继续研究。值得注意的是，儿童幽门螺杆菌感染在治疗后的复发率可能高于成人。有人对清除幽门螺杆菌感染的患儿随访 18 个月，发现幽门螺杆菌感染的累积复发率达 26%。这可能因幽门螺杆菌为"人—人"传播，儿童免疫系统发育不健全，可从家庭或其他密切接触者处受到再感染。因此，在对儿童治疗的同时，也应治疗与之密切接触的成人患者。

5. 儿童幽门螺杆菌感染的预后如何？

一般儿童幽门螺杆菌感染预后良好，但易复发，至病情迁延而影响儿童营养状况和生长发育。鉴于幽门螺杆菌感染是胃癌的始发因素已得到公认，人们推测：自儿童期开始即控制幽门螺杆菌的感染，不仅可预防治疗良性上消化道疾病，也有望降低胃癌的发生率。这正是我们应当重视儿童幽门螺杆菌感染诊疗研究的深远意义所在。儿童尚缺乏安全有效的幽门螺杆菌治疗方案。滥用抗生素又会导致耐药株在人群中传播，给今后治疗带来更大的困难，尤其近年来发现克拉霉素与甲硝唑都有不同程度的耐药，所以寻找一个对儿童患者安全性大、根除率高、复发率低、服药时间短的有效的幽门螺杆菌根治方案，是迫切需解决的问题。

（郭晓红　王俊红）

第六章 胃　　炎

第一节　胃炎基础知识

1. 什么是胃炎?

胃炎是由多种不同病因引起的胃黏膜急性和慢性炎症，常伴有上皮损伤、黏膜炎症反应和上皮再生。胃炎是最常见的消化系统疾病之一。

2. 胃炎分哪几类?

胃炎一般分 3 类，急性胃炎、慢性胃炎和特殊类型胃炎。特殊类型胃炎包括手术后残胃炎、淋巴细胞性胃炎、疣状胃炎、肉芽肿性胃炎、嗜酸细胞性胃炎、化学性和放射性胃炎等。

3. 什么是急性胃炎? 常见症状有哪些?

急性胃炎是由多种病因引起的急性胃黏膜炎症。临床上急性发病，常表现为上腹部不适、隐痛、呕吐和食欲缺乏等症状，重者可有呕血、发热、脱水、酸中毒，甚至休克。临床一般以急慢性单纯性胃炎为多见。一般在暴饮暴食或食用了污染食物、服用对胃有刺激的药后数小时至 24 小时发病。

4. 急性胃炎有哪些病因?

(1) 幽门螺杆菌:幽门螺杆菌感染引发的急性胃炎,志愿者吞服幽门螺杆菌后的临床表示、内镜所见及胃黏膜活检病理组织学均显示急性胃炎的特征。但临床上很难诊断幽门螺杆菌感染引发的急性胃炎,因为一过性的上腹部症状多不为患者注意,加上可能大多数患者症状很轻或无症状。对吞服幽门螺杆菌的志愿者随访研究证明,如不予抗菌医治,幽门螺杆菌感染可持久存在并生长为慢性胃炎(不同病因引起的胃黏膜的慢性炎症)或萎缩性病变,年龄越大,发病率越高,尤其是 50 岁以上的更为多见。

(2) 药物:常见的有非甾体抗炎药如阿司匹林、吲哚美辛,某些抗肿瘤药、口服氯化钾或铁剂等,这些药物直接损伤胃黏膜上皮层,引发炎症。

(3) 腐蚀性食物:误服强酸或是强碱及其他腐蚀剂而引起的胃黏膜损伤。轻者黏膜充血、水肿、糜烂,重者可至急性溃疡、胃壁坏死甚至穿孔。患者还可出现吞咽困难、上腹部剧痛、呕吐、打嗝、咳嗽并可伴 38~39℃的高烧且呼吸困难。

(4) 饮食:食用过冷、过热或过于粗糙的食物以及浓茶、咖啡、刺激性调味品会造成胃黏膜损伤,引起炎症;进食被细菌或其他毒素污染的食物,都可能导致急性胃炎。

(5) 酒精:酒精具亲酯性和溶脂能力,高浓度酒精也就是烈酒可直接破坏胃黏膜屏障,引发胃部炎症,经常喝酒的人更容易得急性胃炎。

5. 如何诊断急性胃炎?

根据病史,起病急,有上腹部疼痛、不适,恶心、呕吐,食欲缺乏等消化不良症状,一般可作出急性胃炎诊断。如有酗酒、严重创伤等病史，突发上消化道出血，呈间歇性，可在 48 小时内做胃镜检查，以明确出血病因，有利于急性出血性胃炎的诊断。但吞服强酸、强碱等腐蚀剂者禁忌胃镜检查。

6. 急性胃炎需要与哪些疾病相鉴别？

以腹痛为主的急性胃炎应与急性胆囊炎、急性胰腺炎、空腔脏器穿孔、肠梗阻、急性阑尾炎等鉴别，急性心肌梗死时，通过神经反射可表现为上腹痛和呕吐，酷似急性胃炎，需提高警惕，常规心电图检查很有必要。

7. 怎样治疗急性胃炎？

（1）应去除病因，卧床休息，停止一切对胃有刺激的食物或药物，给予清淡饮食，必要时禁食，多饮水，腹泻较重时可饮糖盐水。

（2）针对不同的症状进行治疗。

（3）抗感染治疗：一般不需要抗感染治疗，但由细菌引起尤其是伴腹泻者，可选用小檗碱（黄连素）、呋喃唑酮（痢特灵）、磺胺类制剂、诺氟沙星（氟哌酸）等喹诺酮制剂、庆大霉素等抗菌药物。

（4）维持水、电解质及酸碱平衡：因呕吐、腹泻导致水、电解质紊乱时，轻者可给予口服补液，重者应予静脉补液，可选用平衡盐液或 5% 葡萄糖盐水，并注意补钾；对于有酸中毒者可用 5% 碳酸氢钠注射液予以纠正。

8. 幽门螺杆菌感染引起急性胃炎有何特点？

吞咽并定植在胃黏膜细胞表面的幽门螺杆菌可引起强烈炎症反应，上皮表面渗出、糜烂，诱发急性胃炎。临床表现为恶心、呕吐、上腹绞痛或腹胀等，常伴有脱水、口臭、舌苔厚腻等，一般持续 3 ~ 7 天症状消失。病原学检查是诊断本病的依据。治疗方面，口服电解质溶液，少量多次补给水分，可给予抗幽门螺杆菌药物治疗。

9. 急性胃炎会发展为慢性胃炎吗？

急性胃炎常在数天内恢复。如致病因素持续存在，可发展为慢性浅表性胃炎，最终可导致胃腺体萎缩。多数急性胃炎患者经过治疗能在短期内恢复正常，少数患者病变可以长期存在并转化为慢性胃炎。

10. 什么是慢性胃炎？

简单地说，慢性胃炎是由多种原因引起的胃黏膜的慢性炎症或萎缩性病变，发生在胃的黏膜层，表现为胃黏膜的炎症细胞浸润，在胃镜下可以表现为黏膜细胞的充血、水肿、糜烂、出血等。慢性胃炎在临床上很常见，有研究显示，在所有接受胃镜检查的人中，80% ~ 90% 都会被诊断为慢性胃炎，男性患者多于女性患者，随着年龄的增加，慢性胃炎的发病率增高。

11. 慢性胃炎的病因有哪些？

慢性胃炎的病因和发病机制尚未完全阐明，可能与下列因素有关。①幽门螺杆菌感染：幽门螺杆菌感染是慢性胃炎最主要的病因，大约有一半以上的慢性胃炎都是由幽门螺杆菌感染引起的。②不良饮食习惯：长期饮用浓茶、烈酒、咖啡，进食辛辣及粗糙食物，吃东西过急过快，喜食过热，过饥或过饱的不良饮食习惯容易引发慢性胃炎。服用非甾体类抗炎药、糖皮质激素及一些治疗心脑血管系统疾病的药物等也可能引起慢性胃炎。③精神心理因素：从事竞争性强、精神压力大的职业的人群，慢性胃炎的发病率明显高于平常人群，紧张、焦虑、暴躁、忧伤等均可引起体内自主神经功能紊乱，引发慢性胃炎，或诱发出慢性胃炎的症状。④气候环境因素：气候变化和季节交替的时候，如果人体不能在短期内适应，除了可能患上感冒等疾病外，还可能引发慢性胃炎。对以前已经患上慢性胃炎的人来说，季节变化，天气变凉有可能引起慢性胃炎复发。⑤十二指肠液的反流：研究发现慢性胃炎患者因幽门括约肌功能失调，常引起胆汁反流，可能是一个重要的致病因素。⑥免疫因素：免疫功能的改变在慢性胃炎的发病上已普遍受到重视，萎缩性胃炎，特别是胃体胃炎患者的血液、胃液或在萎缩黏膜内可找到壁细胞抗体；胃萎缩伴恶性贫血患者血液中发现有内因子抗体，说明自身免疫反应可能是某些慢性胃炎的有关病因。除此以外，遗传、患有其他疾病等因素也会对慢性胃炎的发生有促进作用。

12. 幽门螺杆菌感染引起的胃炎有哪些表现？

许多幽门螺杆菌感染者并无临床症状。部分幽门螺杆菌感染者的常见症状主要是上腹部不适、隐痛，有时发生胃灼热、嗳气、反酸、恶心、呕吐的症状，这主要是由于幽门螺杆菌诱发促胃液素分泌，胃酸增加，而发生反酸、胃灼热，而具有消化性溃疡疾病的患者，主要症状是胃痛。幽门螺杆菌感染引起的胃炎患者临床症状的特点是病程较为缓慢，但是容易反复发作。

口腔异味或口臭可能是部分幽门螺杆菌感染患者的唯一症状。其产生的原因主要是幽门螺杆菌能够产生尿素酶，分解胃内胺类物质，产生氨气等气体。

患者感染幽门螺杆菌后产生多种致病因子，从而引起胃黏膜损害，临床疾病的发生呈现多样性，可引起胃炎、消化性溃疡等胃病，因造成的疾病不同，临床表现也不一样。

13. 幽门螺杆菌感染引起慢性胃炎的证据有哪些？

至今已有足够的证据表明幽门螺杆菌是慢性胃炎的病原菌：①慢性胃炎中的幽门螺杆菌检出率高达50%~80%，慢性活动性胃炎可高达90%以上，而正常胃黏膜则幽门螺杆菌检出率为0~6%；②胃黏膜上幽门螺杆菌密度与多形核白细胞的浸润成正比，在无幽门螺杆菌的胃黏膜层看不到多形核白细胞浸润，幽门螺杆菌感染量、持续时间与胃炎严重程度、活动性和胃上皮损伤及其程度呈明显正相关；③慢性胃炎尤其是慢性活动性胃炎患者血清中的幽门螺杆菌抗体明显升高，并可在其胃液中检出幽门螺杆菌免疫球蛋白；④抗幽门螺杆菌治疗后慢性胃炎患者的胃黏膜组织病理学改变可明显改善，而幽门螺杆菌感染复发者炎症也会复发；⑤正常志愿者吞服幽门螺杆菌菌悬液后，可引起急性胃炎的典型症状和病理学变化；⑥制备幽门螺杆菌胃炎动物（乳猪、猴）模型获得成功；⑦在自身免疫性胃炎，淋巴细胞性胃炎和手术后胆汁反流性胃炎，幽门螺杆菌的检出率很低，提示幽门螺杆菌并不是胃炎的继发感染。研究发现，幽门螺杆菌感染持续时间越长，胃黏膜炎症越重，肠上皮化生程度越严重且发生率越高，根除幽门螺杆菌不仅能减轻胃黏膜的炎症程度和肠上皮化生程度，而且能防止肠上皮化生的发生。

14. 幽门螺杆菌感染引起的胃炎有何特点？

慢性胃炎患者中，幽门螺杆菌感染率超过55%，其感染率随着年龄增加而增加。幽门螺杆菌感染可以引起三种不同类型胃炎：①浅表性胃炎；②弥漫性胃窦炎；③多灶性萎缩性胃炎。幽门螺杆菌相关性胃炎的病理特点是：①黏膜上皮变性；②中性粒细胞和慢性炎症细胞浸润；③肠上皮化生；④非典型增生；⑤腺体萎缩。上皮退行性改变如黏液耗损、上皮细胞变性、渗出及脱落，均是慢性胃炎的显著特征。老年性慢性胃炎的特点是肠化和腺体萎缩的发生率增高，随着腺体的消失也可出现糜烂或溃疡形成，腺体萎缩可能是细菌作用的结果，也可能是长期慢性炎症的反应。幽门螺杆菌感染引起的肠上皮化生是胃肠道黏膜对慢性持续性感染的一种适应现象。

（王　红　赵芳芳）

第二节　慢性胃炎诊断

1. 慢性胃炎患者的症状有哪些？

大多数患上慢性胃炎的患者可能自己不会感觉不舒服，只是在胃镜检查中被医生告知患上了慢性胃炎。一部分慢性胃炎的患者会出现不舒服的症状，比如说上腹部不适、胀满感、疼痛、食欲不好、嗳气、反酸、胃灼热等，有些人还会表现出健忘、焦虑、抑郁等精神心理症状。饮食不当、情绪激动或抑郁、劳累过度或气候变化都可能诱发以上症状的发生。

另外，值得注意的是：慢性胃炎患者症状的轻重与胃镜下胃黏膜的损伤程度是不成正比的，也就是说，如果患上了慢性胃炎，不能单凭症状是否严重来判断疾病的严重程度，最主要的是要看胃镜和病理的检查结果。

2. 怎样判断自己是否得了慢性胃炎？

（1）症状诊断：正如前面提到的，慢性胃炎的症状有很多，除了胃胀、胃痛等消化系统症状，还可能有一些精神症状如焦虑、抑郁等。出现这些症状，你只是"可能"患上了慢性胃炎。

（2）慢性胃炎的症状没有疾病特异性，所谓"没有疾病特异性"主要包括以下三个方面的含义：①有些慢性胃炎患者并没有症状，只是在胃镜检查中发现胃黏膜存在一定的损伤；②对于有症状的患者，并不是说出现了某种或某些症状就一定能诊断为慢性胃炎，功能性消化不良以及其他慢性胃病也会出现与慢性胃炎类似的症状；③症状的严重程度并不能完全代表慢性胃炎的严重程度。

所以，通过症状诊断慢性胃炎并不可靠，出现胃疼、胃胀、食欲不好等消化系统症状的人只是"可能"患上了慢性胃炎而已，真正确诊慢性胃炎需要依靠胃镜和病理检查。

3. 怎样确诊慢性胃炎?

慢性胃炎的确诊需要进行胃镜和胃黏膜的病理组织学检查。

胃镜检查通过将一根带着镜头的管道插入胃中，可以很直接地看到胃黏膜的情况，同时可以通过活检钳取一小块胃黏膜在显微镜下进行病理组织学的检查。慢性胃炎属于病理诊断，最终的金标准还是要等待病理检查报告。但是，两种不同类型的慢性胃炎情况略有不同。对于慢性浅表性胃炎来说，通过之前的研究发现，胃镜检查结果和病理检查之间具有很好的一致性，所以胃镜检查诊断慢性浅表性胃炎就基本可以确诊了；但如果胃镜检查怀疑是慢性萎缩性胃炎，则还需要通过病理检查结果最终确认才可以。

4. 胃镜活检疼吗?

很多患者会认为从胃黏膜上取一块黏膜下来是一件很可怕的事情，可能会很疼，实际上，因为神经分布的原因，在胃黏膜上取活检，人并不会感觉到疼痛，只有一些患者在活检之后会感觉到疼痛；而且，取的黏膜体积很小，直径只有 2~3 毫米；胃黏膜还有强大的再生能力，取活检之后大约几天就能愈合。所以不必对此有太多的顾虑。

5. 慢性胃炎患者多久复查一次胃镜?

既往经胃镜及病理检查诊断为慢性非萎缩性胃炎或不伴有肠上皮化生及异型增生的慢性萎缩性胃炎者,可酌情行胃镜检查,没有固定周期。胃镜活检有中－重度萎缩并伴有肠化生的慢性萎缩性胃炎 1 年左右胃镜复查一次。伴有轻－中度异型增生的慢性萎缩性胃炎者,半年左右胃镜复查一次。而重度异型增生的慢性萎缩性胃炎者,应行内镜下手术治疗。

6. 如何规范慢性胃炎的诊断及治疗?

慢性胃炎虽然是一种预后比较好的疾病,但如果疾病的症状不能缓解,会影响患者的生活质量;如果任由疾病发展,可能会引发一些严重的预后不良的疾病。所以,患上慢性胃炎不要太担心,但要积极面对。主要包括以下几点:①规范诊断:应该到正规医院的消化科就诊,经过一些必要的检查,明确疾病的严重程度和疾病原因。②规范治疗:在消化科专科医生指导下服用药物,药物疗效的发挥和疾病症状的缓解需要一定时间,不要频繁更换药物。③注重疾病调养:俗话说"胃病三分治疗,七分调养",不良的生活方式常常是慢性胃炎起病和复发的主要原因,所以需要特别注意改变不良的生活方式。

7. 慢性胃炎可以分为哪几种类型?

慢性胃炎可分为慢性非萎缩性胃炎和慢性萎缩性胃炎两种类型。

慢性非萎缩性胃炎也被称为浅表性胃炎,主要是以胃黏膜的慢性炎性细胞浸润为主,也可伴有活动性炎症,是与萎缩性胃炎相对而言的,两者的区别主要是看胃黏膜上的腺体是否存在萎缩。

8. 浅表性胃炎与萎缩性胃炎有何区别?

（1）浅表性胃炎也称为非萎缩性胃炎：可有慢性不规则的上腹隐痛、腹胀、嗳气等，尤以饮食不当时明显，部分患者可有反酸、上消化道出血，此类患者胃镜证实糜烂性及疣状胃炎居多。浅表性胃炎炎症限于胃小凹和黏膜固有层的表层。肉眼见黏膜充血，水肿，或伴有渗出物，主要见于胃窦，也可见于胃体，有时见少量糜烂及出血。镜下见黏膜浅层有中性粒细胞、淋巴细胞和浆细胞浸润，深层的腺体保持完整。此外，某些患者在胃窦部有较多的糜烂灶，或伴有数目较多的疣状凸起，称慢性糜烂性或疣状胃炎。大部分浅表性胃炎可逆转，少部分可转为萎缩性。预后一般良好。浅表性胃炎可逆转至正常，亦可演变为萎缩性胃炎。

（2）萎缩性胃炎：不同类型、不同部位其症状亦不相同。胃体胃炎一般消化道症状较少，有时可出现明显厌食、体重减轻、舌炎、舌乳头萎缩。可伴有贫血，我们在临床工作中发现，在我国发生恶性贫血者多见于老年人。萎缩性胃炎影响胃窦时胃肠道症状较明显，特别是有胆汁反流时，常表现为持续性上中腹部疼痛，于进食后即除，可伴有含胆汁的呕吐物和胸骨后疼痛及烧灼感，有时可有反复小量上消化道出血，甚至出现呕血，此系胃黏膜屏障遭受破坏而发生急性胃黏膜糜烂所致。胃黏膜炎症深入黏膜固有膜时影响胃腺体，使之萎缩，称萎缩性胃炎。胃黏膜层变薄，黏膜皱襞平坦或消失，可为弥漫性，也可呈局限性。镜下见胃腺体部分消失，个别者可完全消失，黏膜层、黏膜下层有淋巴细胞和浆细胞浸润。有时黏膜萎缩可并发胃小凹上皮细胞增生，致使局部黏膜层反而变厚，称萎缩性胃炎伴过形成。如炎症蔓延广泛，破坏大量腺体，使整个胃体黏膜萎缩变薄，称胃萎缩。萎缩性胃炎可发生肠腺上皮化生和假性幽门腺化生，在增生的胃小凹和肠化上皮的基础上可发生异型增生。异型增生是一种不正常黏膜，具有不典型细胞、分化不良和黏膜结构紊乱的特点，认为极可能是癌前病变。萎缩胃炎随年龄逐渐加重，但轻症亦可逆转。因此，对慢性胃炎治疗应及早从浅表性胃炎开始，对萎缩性胃炎也应坚持治疗。极少数萎缩性胃炎可能演变为胃癌。

9. 如何查找慢性胃炎的病因？

幽门螺杆菌感染与慢性胃炎关系非常密切，有 60% ~ 70% 的慢性胃炎都是由幽门螺杆菌感染引起的。一般来说，诊断慢性胃炎的患者应在胃镜检查的同时或之后常规进行幽门螺杆菌的检测。幽门螺杆菌的检测方法主要包括侵入性和非侵入性两大类：

（1）侵入性检查：包括胃镜检查时同时进行的快速尿素酶实验、黏膜组织镜检或组织切片染色等。

（2）非侵入性检查：^{13}C 或 ^{14}C 呼气实验、抗体检测等。

目前临床中最常用的是快速尿素酶实验和 ^{13}C 或 ^{14}C 呼气实验。推荐进行胃镜检查的患者同时进行快速尿素酶的检测，这种方法简便快速，但敏感性还有待提高；^{13}C 或 ^{14}C 呼气实验具有简便、无创、敏感性高的特点，只是费用略微贵一些，也是推荐使用的一种检查方法。

（王　红　赵芳芳）

第三节　慢性胃炎的防治

1. 如何对待慢性胃炎？

慢性胃炎是一种较常见的消化系统疾病，在人群中有很高的发病率。大部分人在其一生中可能都或多或少、或长或短体会过胃疼、胃胀等消化系统功能障碍的症状。总体来说，慢性胃炎是一种预后良好的疾病，得了慢性胃炎并不可怕，应保持良好心态，积极治疗。

2. 得了慢性胃炎应注意什么?

有一部分患者在确诊为慢性胃炎后，常常忧心忡忡、焦虑不安，辗转各地到全国各大医院就医，服用多种治疗药物，症状却不能明显缓解，往往引起恶性循环。这里面有三个影响因素要引起注意：

（1）消化系统疾病是与心理状态关系最为密切的疾病，心情不好容易引起慢性胃炎症状的反复，过度担心疾病反而会加重病情；

（2）四处奔波过度劳累加重疾病：从中医角度来讲，"脾胃为后天之本、气血生化之源"，四处奔波、反复检查会影响脾胃功能的发挥，对疾病症状的缓解无益；

（3）短期内服用多种药物对胃有害无益：短期内反复更换药物一方面不利于药物疗效的发挥，还会对胃造成不良影响，反而起不到治疗效果，而且还可能存在一些药物之间的相互作用。

慢性胃炎患者应放下心理负担，以积极的心态面对疾病，可以通过文娱体育活动疏导情绪，转移注意力。

3. 得了慢性萎缩性胃炎可怕吗?

慢性胃炎是一种预后良好的疾病，得了慢性胃炎并不可怕，只要积极治疗和调养，可以很快缓解症状，并且阻断疾病向不好的方向转化的过程，因而不必过于忧虑。对于慢性浅表性胃炎来说，除了症状发作会影响患者的生活质量外，一般来说，不会有更为严重的后果，只要按照医生的处方用药治疗，并注意在生活中的调养，很快就能恢复健康。

值得一提的是，慢性萎缩性胃炎。慢性萎缩性胃炎被认为是一种癌前疾病，很多医生也常常向患者强调这一点，使很多患了萎缩性胃炎的人忧心忡忡。事实上萎缩性胃炎经过积极治疗也可以逆转，另外，仅有少数萎缩性胃炎在多年甚至几十年以后发生癌变，即使得了慢性萎缩性胃炎，也并不可怕。

4. 萎缩性胃炎容易转变为胃癌吗？

"萎缩"是指在胃黏膜中腺体的萎缩，不是整个胃的萎缩，不是胃腔的变小，随着年龄的增长，每个人的胃黏膜或多或少都会存在一定程度的萎缩，所以，从某种意义上来说，萎缩是一种半生理的衰老现象。

据报道，我国萎缩性胃炎的癌变率约为 2.5% 。经过多年的临床研究发现，萎缩性胃炎是可以治愈的，由于胃黏膜的组织学改变持续、长期地存在，因此在治疗上要比急性胃炎困难。因萎缩性胃炎与胃癌的关系密切，若治疗不恰当、不及时，有的病例可发展成胃癌。所以，萎缩性胃炎的治疗应施行综合性疗法，从饮食结构、生活习惯、精神卫生及药物治疗等几方面入手，在专业医生的指导下，乐观、耐心、积极地治疗，病情会逐步缓解，以至痊愈。总之，及时、准确地诊断，合理彻底地治疗幽门螺杆菌感染是治愈萎缩性胃炎的关键。

5. 慢性萎缩性胃炎伴有肠上皮化生是否容易癌变？

在存在萎缩并伴有肠上皮化生的人群中，发生癌变的概率是比较低的，根据医学家的研究，大概 10 年发生癌变的概率只有 1%~2% ，也就是说，10 年中，100 个患有慢性萎缩性胃炎的人中只有 1~2 个可能会发生癌变。

6. 慢性萎缩性胃炎伴有异型增生是否容易癌变？

异型增生（上皮内瘤变）是目前公认的癌前病变，尤其是重度异型增生，转化为腺癌的概率还是比较高的，据文献报道，可以达到20%~40%。即使发生了癌变，也可以通过早期诊断和早期治疗将疾病扼杀在襁褓之中。所以，综合以上可以知道，得了慢性胃炎并不可怕，只要保持良好心态，积极治疗，疾病就不会向不良的方向转化。

7. 得了慢性胃炎选用中医治疗还是西医治疗？

有些人会说：用西医，好得快；但也有人会说：当然用中医了，治根儿，还没有不良反应；另外一个人可能会跳出来说：当然是中西医结合了。事实上，由于个体差异的存在，由于不同患者自身情况不同，治疗慢性胃炎单独采用中医或西医或中西医的治疗方法都是可以的。需要医生结合患者的具体情况，如症状特点、胃镜检查结果、患者的个人意愿、是否方便服用中药汤药、服药后的疗效等来确定。

但需要特别说明的是，在疾病的诊断中，一定要有西医诊断手段的参与，这样可以最大限度地减少疾病的误诊、早期诊断某些疾病。

8. 中医如何治疗慢性胃炎？

中医治疗是一个大的概念，包括了药物治疗和非药物治疗。本小节主要涉及的是慢性胃炎的中药治疗。大体来说，中药可以分成中药汤药和中成药两大类。汤药是医生根据患者的情况，经过辨证论治，结合患者的体质，特异性地针对某个患者的用药。一般情况下，汤药是非常个体化的，开给一个人的药，不能给另一个人吃，这种个体化用药一般也会具有更好的效果，能照顾得非常全面。中成药的成分也是中药，不同的是，一种中成药可以给很多不同的人吃，也就是说，疾病除了具有差异性外，也在一定程度上具有共性，所以不同的人可以服用相同的药物。但是不是说中成药的疗效就一定不如汤药，那也不完全是。选择汤药还是中成药，一方面要考虑患者的意愿和自身情况，如果没有条件熬药或保存由医院加工好的汤药，或者不能接受汤药的口感，那可能只能选择中成药；另一方面还要考虑患者的病情，如果疾病比较单纯，症状比较单一，选用中成药就可以解决问题；但如果患者疾病复杂，症状非常多样，在这种情况下选择汤药就比较好。汤药治疗需在正规中医师的处方下使用。

9. 治疗慢性胃炎的中成药有哪些？

香砂六君丸：每次 6～9 克，每日 2～3 次，口服。可用于慢性胃炎脾胃气虚证的治疗，症见胃胀满，进食后胀满感加重，食欲不佳，舌边见齿痕等。

补中益气丸：小蜜丸每次 9 克，大蜜丸每次 1 丸，每日 2～3 次，口服。可用于慢性胃炎脾胃气虚证的治疗。

参苓白术散：每次 6～9 克，每日 2～3 次，口服。可用于慢性胃炎脾胃气虚证的治疗，对于同时伴有大便稀的患者尤其适用。

附子理中丸：水蜜丸每次 6 克，大蜜丸每次 1 粒，每日 2～3 次，口服。可用于慢性胃炎脾胃虚寒证的治疗，主要特点是：患者胃寒怕冷，喜热饮，不敢吃凉东西，或者伴有大便溏稀等。

香砂养胃丸：每次 9 克，每日 3 次，口服。可用于慢性胃炎脾胃虚寒证的治疗。

气滞胃痛颗粒：每次 5 克，每日 3 次，口服。可用于慢性胃炎肝气犯胃证的治疗，主要使用依据是：胃脘胀痛，或者连及两肋，在情志抑郁或暴怒后加剧等。

胃苏颗粒：每次 15 克，每日 3 次，口服。可用于慢性胃炎肝气犯胃证的治疗。

三九胃泰颗粒：每次 2.5 克，每日 2 次，口服。可用于慢性胃炎脾胃湿热证的治疗，使用依据包括：除了胃痛、胃胀之外，伴有口苦、口黏、有口气，舌苔黄腻等。

摩罗丹：每次 6~9 克，每日 2~3 次，口服。可用于慢性萎缩性胃炎患者。胃黏膜有糜烂、出血者，可用三七粉，每天 3~6 克，分 3 次冲服。

10. 西医治疗慢性胃炎药物有哪些?

（1）抑酸药：如法莫替丁、奥美拉唑等。一般这类药物都以"替丁"和"拉唑"命名，主要作用是抑制胃酸的分泌，减少胃酸对于已经受到损伤的胃黏膜的刺激。对于那些以疼痛为主要表现的慢性胃炎患者来说，一般可以服用这类药物。像雷尼替丁等"替丁"类的 H_2 受体拮抗剂，要注意少部分患者会出现皮疹、肝损害等不良反应。像奥美拉唑等一类的质子泵抑制剂具有强而持久的抑制胃酸分泌的作用，长期服用会影响到消化能力。

（2）促动力药物：如多潘立酮、莫沙必利等。这类药物的作用在于促进胃肠道的蠕动，可以在一定程度上帮助胃的消化和吸收。对于那些以胃胀满为主的慢性胃炎患者来说，可以服用这类药物。

（3）胃黏膜保护剂：如硫糖铝等。这类药物可以在胃黏膜表面形成一层保护层防止胃黏膜的进一步损伤，并有促进黏膜修复的作用。一般来说，胃镜检查发现胃黏膜出现糜烂的患者可以在医生指导下服用此类药物。

（4）杀灭幽门螺杆菌的药物：杀灭幽门螺杆菌要在医生指导下坚持服用 1~2 周的药物，除了抑酸药外，一般还会包括两种抗菌药物。一定要按照医生嘱咐的方式用药，千万不要随便延长或缩短服药时间。值得注意的是，根据国家相关疾病指南的要求，并不是所有的慢性胃炎患者都需要杀灭幽门螺杆菌，只有那些发现胃黏膜具有糜烂、出血等活动性炎症、伴有癌前病变才必须要杀菌治疗。

11. 针灸、中药外敷治疗也是不错的选择吗？

中医药在治疗方法上还有一个最大的特点，那就是治疗方法非常多样。除了前面提到的药物治疗方法外，还有针灸、中药外敷、足浴、穴位注射和中药离子导入等多种方法可以供医生和患者选择。

针灸治疗对慢性胃炎的症状改善有作用，可有效改善胃脘痛、上腹胀、嗳气、泛酸、纳呆、饮食减少等临床症状。采用针灸治疗多需要在医院进行。患上慢性胃炎的患者可采用艾灸和穴位按摩的方法进行自我调理。

艾灸：艾灸疗法主要适用于慢性胃炎脾胃虚弱证（包括脾胃虚寒证）的保健调养。主要选择足三里、中脘两个穴位进行。

穴位按摩：穴位按摩可适用于所有慢性胃炎患者，最常用的保健穴位包括足三里、内关及三阴交。

对于艾灸及穴位按摩，贵在坚持，才能达到一定的治疗作用。

12. 慢性胃炎患者应如何调养和预防复发？

（1）饮食：有节制和规律。慢性胃炎患者非常有必要养成良好的饮食习惯，包括避免进食过多的辛辣、温度热烫、油腻及含盐过多的食品，应戒烟戒酒，保证饮食时间的规律性；宜增加营养，适当食高蛋白、富含维生素的食物；多进食水果、新鲜蔬菜对慢性胃炎患者可能有一定的益处，但对于脾胃虚弱证患者宜谨慎。慢性胃炎患者进食应尽量保证食材的新鲜。避免服用对胃黏膜有刺激的药物。有研究表明：进餐不定时，吃饭吃得过快，暴饮暴食，喜欢吃热的烫的食物都可以引发慢性胃炎，而经常吃水果是慢性胃炎的保护性因素。

（2）起居：要劳逸有度。慢性胃炎患者应当避免长期过度劳累和熬夜，尤其要避免在熬夜的同时暴饮暴食、吸烟、饮酒和饮用浓茶咖啡等。同时，应根据气候变化，注意防寒保暖，一般来说，天气寒冷容易诱发慢性胃病的复发，所以，在冬春季节，平常就比较怕冷的人尤其要注意防寒保暖。

（3）情志：要保持心情舒畅。根据传统中医理论，忧思伤脾，气郁伤肝，而肝气郁滞又会影响脾胃的功能，影响脾胃的正常运行；现代医学研究也发现，精神心理状态不佳对于胃肠功能也有不良影响。因此，慢性胃炎患者应保持心情舒畅，避免不良情绪的刺激，必要时可向心理医师咨询。

此外，应养成经常锻炼的好习惯，传统的中医保健功法如太极拳等对调整胃肠功能有一定的作用，也可以在运动中缓解工作中的压力。

13. 慢性胃炎的茶饮调养有哪些?

茶饮是指将中药饮片采用像喝茶一样的方法来服用，具有简便易行的优点，可在一定程度上预防或治疗症状轻微的慢性胃炎，也有防止疾病复发的作用。现介绍几种慢性胃炎的茶饮调养方及制作、服用方法，可供慢性胃炎患者根据具体情况选用。

（1）生姜红糖饮

【配方】鲜生姜5片，红糖适量。

【制法】将生姜洗净切片，放入杯中。以滚开水冲泡，用杯盖焖约10分钟后，加入红糖调匀，待温度适宜后即可饮用。

【功效】温中和胃，散寒止痛。

【主治】适用于脾胃虚弱受寒之人。用于因中焦脾胃阳气不足或冷饮内伤，阴寒郁结所致的胃脘部疼痛不适。同时，该方适用于所有类型的慢性胃炎患者在冬季受寒后饮用，除可温中散寒外，并可散全身寒气，预防感冒。

【服法】脾胃虚弱患者可长期饮用，每日2～3次，餐后服下，出现任何怀疑因饮用该茶方所致的不适应立即停用。受寒者应在受寒后尽快服用，频频进服，待症状缓解后停服。

【注意】糖尿病患者忌服。

（2）暖胃茶

【配方】生姜5片，高良姜5克，紫苏叶3克。

【制法】将生姜洗净切片，与高良姜、紫苏叶同放入杯中。以滚开水冲泡，用杯盖焖约5分钟，待温度适宜后即可饮用。

【功效】温中散寒，降逆和胃。

【主治】适用于脾胃虚弱受寒之人。用于外寒、寒饮所致的胃寒不适，嗳气、呃逆。

【服法】服法同生姜红糖茶。

【注意】饮用过程中出现口干舌红、口腔溃疡、咽干燥痛及大便秘结者停服。

（3）陈皮山楂茶

【配方】陈皮5克，生山楂5克。

【制法】将两味药物放入杯中，以滚开水冲泡10分钟，待温度适宜后即可饮用。

【功效】理气和胃，消食导滞。

【主治】适用于慢性胃炎患者于饮食不节后引发的胃脘部胀闷不适，不思饮食，食少早饱。尤其适用于进食大量肉食后引发的消化不良，有去油腻、开胃的效果。此茶长期服用兼可降血脂。

【服法】代茶饮用，每日2～3次。

【注意】胃及十二指肠溃疡活动期患者慎用。

（4）玫瑰佛手茶

【配方】玫瑰花3克，佛手5克。

【制法】将两味药物放入杯中，以滚开水冲泡10分钟，待温度适宜后即可饮用。

【功效】理气解郁，和胃止痛。

【主治】肝胃不和之胁肋胀痛，胃脘疼痛，嗳气少食。可用于情绪变化所致的胃脘胀闷不适，嗳气打嗝及喜叹息，可顺气疏肝。

【服法】代茶饮用，每日 2~3 次。不拘时温服。

（5）佛手茶

【配方】鲜佛手20克，或干品佛手10克。

【制法】将佛手切丝或制成粗末，以开水冲泡，加盖焖10分钟，待温后即可饮用。

【功效】疏肝理气，和胃止痛。

【主治】适用于肝胃不和证。适用于肝胃失和所致的胃脘胀痛及胃肠神经官能症。

【服法】每日 1 剂，代茶饮用，不拘时温服。

（6）健胃茶

【配方】黄芪6克，大乌梅1枚，炙甘草3克。

【制法】将所有材料放入盛有约1000毫升水的锅中煮沸约5分钟，放凉后代茶饮用。或将所有药味以滚开水冲泡，加盖焖约10分钟，待温度适宜后即可饮用。

【功效】健脾益气，温中和胃。

【主治】适用于脾胃虚弱证。用于脾胃虚弱所致的胃脘部隐隐作痛，绵绵不休，喜温喜按，空腹痛甚，得食则缓，劳累后加重。此类患者常伴有饮食量少，手足不温，神疲易倦等。

【服法】每日 1 剂，代茶饮用，不拘时温服。

【注意】高血压患者忌服，忌用铁锅煎煮。

（7）红枣洋参饮

【配方】西洋参3克，红枣2枚。

【制法】将两味药物放入杯中，以滚开水冲泡10分钟，待温度适宜后即可饮用。

【功效】健脾益气，养阴清热。

【主治】适用于胃阴不足证。用于脾胃虚弱、胃阴不足所致的胃脘部隐痛，胃内嘈杂似饥而不欲食，口干咽干，神疲乏力。

【服法】每日 1 剂，代茶饮用，不拘时温服。可长期饮用，出现任何怀疑与饮用该茶方所致的不适应立即停用。

【注意】每日可将泡饮后的西洋参片及红枣嚼服。

（8）麦冬二参茶

【配方】枸杞、麦冬、太子参、北沙参、玉竹各 9 克，青果、生甘草各 6 克。

【制法】以上七味共研粗末置杯中，滚开水冲泡，加盖焖约 10 分钟，待温度适宜后即可饮用。

【功效】养阴益胃。

【主治】适用于胃阴不足证。胃脘部隐隐不适，伴面色萎黄，形体消瘦，可用于胃酸分泌减少的慢性萎缩性胃炎的调理。

【服法】每日 1 剂，代茶饮用，不拘时温服。可长期饮用，出现任何怀疑因饮用该茶方所致的不适应立即停用。

【注意】舌苔厚浊偏腻的患者忌服。

14. 如何实现慢性胃炎的自诊？

一般来说，慢性胃炎是一种预后良好的疾病，在疾病初期，疾病仅表现为轻微的症状，这时可以通过自我调养使疾病逆转，实现"小病不求人"，不必"一有症状就上医院"。

从症状入手自我疑诊慢性胃炎。慢性胃炎常见的症状有上腹部胀满、疼痛不适感，反酸、胃灼热、嗳气，食欲不佳等。但正如前文所说的，消化系统疾病的症状不具有疾病特异性，不同疾病之间的症状存在重叠，也就是说，单凭症状作出疾病诊断是不可靠的。但作为患者的自我诊断和初期治疗、调养依据，诊断结果可具有一定的模糊性。只要出现以上消化不良症状，都可以初步疑诊为慢性胃炎，但症状部位应以上腹部的疼痛或胀满为主，如果伴有反酸、胃灼热和胸骨后的烧灼感，可以考虑伴有胃食管反流病；如果同时伴有大便习惯或性状的改变，可能并发了影响肠道功能的疾病。

此外，如果胃脘疼痛具有明显的夜间发作、餐前发作餐后缓解的规律，患者可能是患上了消化性溃疡，应到医院检查鉴别。

15. 如何自我治疗慢性胃炎？

从症状治疗角度，可以将慢性胃炎分为两大类。一种以疼痛为主，疼痛多在餐前发生，这一类慢性胃炎通常与胃酸分泌有关，为"酸相关性慢性胃炎"，中医认为多与体内有火热，应服用具有抑制胃酸分泌作用的药物或清热的中药；另一种以胃胀为主，胀满多在餐后发生或加重，这一类慢性胃炎通常与胃肠道动力不足有关，为"动力相关性慢性胃炎"，从中医角度讲，属于脾虚气滞，应服用促动力药或中药中具有健脾消导作用的药物。

此外，应同时辨别是否存在脾胃虚弱或夹有寒邪、湿邪。脾胃虚弱者容易出现的症状有胃脘胀满不适，餐后加重，食欲不佳，容易疲乏，舌胖大边有齿痕。寒邪引起的慢性胃炎的症状特点为喜欢进食热食或热饮，胃部喜温喜按，受凉加重。若伴有湿邪，常可以见到舌苔白厚腻或发黄等。

在服药前，患者应仔细回想本次发病的原因，是否存在饮食不节、情绪失控或过度劳累的情况，立即停止不良生活方式。在此基础上再服药治疗。

16. 慢性胃炎如何自我调养？

疾病调养首先从把好饮食关入手，选择清淡易消化饮食，最好以粥和面食为主，三餐规律进餐，进食量以 7 分饱为宜。同时可选用一些茶饮方进行调理。以疼痛为主要表现的慢性胃炎患者不需要服用茶饮调理。以胃脘胀满为主要表现者、疾病发作以情绪不佳为主要诱因者可服玫瑰佛手茶或佛手茶；兼有寒证者或以受寒为疾病诱因者可服用生姜红糖饮或暖胃茶；伴有湿邪或以过饱为疾病诱因者，可服用陈皮山楂饮；同时见到脾胃虚弱症状者可服健胃茶、红枣洋参饮等。

此外，传统中医理论中有"食复""劳复"的概念，讲的是在疾病恢复期如果不注意饮食和起居，很容易引起疾病的复发。所以，即便症状得到缓解，还应在症状缓解后的 2 周内把好饮食关，注意休息，不过度劳累，不要饮酒和进食油炸及油腻食品，避免食复和劳复的发生。

17. 慢性胃炎在什么情况下必须就医？

以上为患者自己进行的自我诊断和治疗，但需要注意的是，如果出现以下情况，患者必须到正规医院的消化科就诊。必须就医的情况包括：消瘦，自服药物 1 周无明显好转，出现黑便，疼痛加重，食欲减退明显，呕血，有胃癌家族史，顽固性呃逆，初发上腹痛者，慢性病程近期症状特征发生变化者。

18. 怎样打好慢性胃炎的"持久战"？

很多人并不了解胃对人体的重要性，在生活中忽视对胃的保养，胡吃海塞、暴饮暴食，不良的饮食和生活习惯严重影响了胃的健康。不仅如此，很多人不仅不重视对胃的保养，也忽视了对胃病的治疗。在很多人眼中，慢性胃炎不是什么大病，忍忍就过去了，即便是吃药，一般也就吃个两三天，症状一消失，药也不吃了，以前怎么吃，现在还怎么吃。这样下去，疾病很容易出现反复。"胃病三分治七分养"，慢性胃炎的调养是一个长期的过程，只有长期保持健康的生活工作习惯，才能有一个好的"胃"。胃口好，才能身体棒。祝我们每一个人拥有一个好"胃"，拥有健康人生。

19. 慢性胃炎都需要用"消炎药"吗？

一听说是"炎"，很多人会立刻想到抗生素或者我们常说的"消炎药"。实际上，慢性胃炎并非都是由于细菌感染引起的，这里的"炎"只是对胃黏膜局部的损伤的一种描述罢了。而且，绝大多数慢性胃炎的治疗也不需要服用"消炎药"。所以，患上慢性胃炎的患者千万不要自作主张给自己吃"消炎药"。若有幽门螺杆菌感染，应在医生指导下合理使用抗生素。

20. 慢性胃炎能治好吗？

可以举感冒的例子来回答这个问题。感冒在用药后可以治愈，表现为鼻塞、流涕等症状完全消失，但讨厌的是，同一个人如果再次感染风寒，还是会再次感冒。慢性胃炎跟感冒的情况有相似之处，患上慢性胃炎后，经过服药和生活方面的调理，慢性胃炎的相关症状可以得到缓解甚至完全消失，但是如果该患者不注意生活方式的改善和避免不良因素对人体的影响，还是可能再次出现胃疼、胃胀满等不适。当然，慢性胃炎跟感冒两种疾病之间还有不同之处，只是举这个例子可以更方便理解。所以，不好说慢性胃炎是不是能治好，这牵涉到医学中一些比较复杂的、尚未形成定论的概念问题。

但是，需要提出来的是，作为慢性胃炎患者没有必要在这个问题上有太多的纠结。只要通过治疗等可以缓解慢性胃炎的症状，不影响生活质量，采取一系列措施预防慢性胃炎向不好的方向发展，不影响正常寿命就可以了。

经过我们多年的临床研究发现，萎缩性胃炎是可以治愈的，由于胃黏膜的组织学改变持续、长期地存在，因此在治疗上要比急性胃炎困难。因萎缩性胃炎与胃癌的关系密切，若治疗不恰当、不及时，有的病例可发展成胃癌。所以，萎缩性胃炎的治疗应施行综合性疗法，从饮食结构、生活习惯、精神卫生及药物治疗等几方面入手，在专业医生的指导下，乐观、耐心、积极地治疗，病情会逐步缓解，以至痊愈。总之，及时、准确地诊断、合理彻底的治疗是治愈萎缩性胃炎的关键。

21. 慢性胃炎在什么情况下容易复发？

慢性胃炎是一种极为常见的消化系统疾病。在生活中，容易引起疾病复发的主要有以下几种情况：

（1）饮食不节：三餐不定时、暴饮暴食、过食辛辣油腻等，浓茶咖啡，过量饮酒等。睡前进食也是一种不良的生活习惯。

（2）情绪不佳：工作压力大，急躁易怒等。在大的情志刺激情况下也容易诱发慢性胃病。

（3）过度劳累：长期、超负荷工作、熬夜等会降低人体免疫力，影响各器官脏腑的功能。

22. 胃炎是否需要手术治疗？

中年以上的慢性萎缩性胃炎患者，如在治疗或随访过程中出现溃疡、息肉、出血，或即使未见明显病灶，但胃镜活检病理中出现重度不典型增生者，结合患者临床情况可以考虑作部分胃切除，从这类患者的胃切除标本中可能检出早期胃癌。慢性萎缩性胃炎伴重度异型增生或高级别瘤变，在目前多认为系癌前病变，有人主张应考虑内镜下微创手术治疗。

23. 浅表性胃炎如何药物治疗？

疼痛发作时可用阿托品、丙胺太林、颠茄片、哌吡氮平等。

胃酸增高如疣状胃炎可用西咪替丁、雷尼替丁、奥美拉唑、兰索拉唑等。胃酸缺乏或无酸者可给予 1% 稀盐酸或胃蛋白酶合剂，伴有消化不良者可加用胰酶片、多酶片、复发阿嗪米特等助消化药。胃黏膜活检发现幽门螺杆菌者加服抗生素根除治疗。猴头菌片含多糖、多肽类物质可以应用，也可用生胃酮。胆汁反流明显者可用甲氧氯普胺和多潘立酮以增强胃窦部蠕动，减少胆汁反流。考来烯胺、硫糖铝可与胆汁酸结合、减轻症状。另外，也可在医生指导下服用中药或中成药治疗。

24. 慢性萎缩性胃炎如何治疗？

（1）一般治疗：慢性萎缩性胃炎患者，不论其病因如何，均应戒烟忌酒，避免使用损害胃黏膜的药物如阿司匹林、吲哚美辛、红霉素等，饮食宜规律，避免过热、过咸和辛辣食物，积极治疗慢性口、鼻、咽部感染病灶。

（2）弱酸治疗：经五肽促胃液素试验测定证实低酸或无酸患者可适量服用米醋，每次 1～2 匙，每日 3 次；或 10% 稀盐酸 0.5～1.0mL，饭前或饭时服，同时服用胃蛋白酶合剂，每次 10mL，每日 3 次；亦可选用多酶片或胰酶片治疗，以改善消化不良症状。

（3）根除幽门螺杆菌治疗：慢性萎缩性胃炎时，胃酸降低或缺乏，胃内细菌滋生，尤其是幽门螺杆菌检出阳性率很高。应用抗生素类药物，对促进慢性萎缩性胃炎的症状改善有一定疗效。

（4）抑制胆汁反流和改善胃动力：考来烯胺可络合反流至胃内的胆盐，防止胆汁酸破坏胃黏膜屏障，方法为每次 3～4g，每日 3～4 次。硫糖铝可与胆汁酸及溶血卵磷脂结合，也可用于治疗胆汁反流，方法为 0.5～1g，每日 3 次。亦可给予熊去氧胆酸（UDCA），每次 100mg，每日 3 次。服用 UDCA，胃液内胆汁

酸以 UDCA 为主［可占（43±15)%］，而胆酸，去氧胆酸和石
胆酸浓度明显下降，从而减轻后两者对胃黏膜的损害作用。甲氧
氯普胺、多潘立酮、西沙比利等药可增强胃蠕动，促进胃排空，
协助胃、十二指肠运动，防止胆汁反流，调节和恢复胃肠运动。

（5）增加黏膜营养：合欢香叶酯能增加胃黏膜更新，提高
细胞再生能力，增强胃黏膜对胃酸的抵抗能力，达到保护胃黏膜
作用，剂量为 50～60mg，每日分 3 次服用。也可选用活血素，
剂量为每日 80～90mg；或选用硫糖铝、前列腺素 E 等。

（6）五肽促胃液素和激素：五肽促胃液素除促进壁细胞分
泌盐酸，增加胃蛋白酶原分泌外，还对胃黏膜以及其他上消化道
黏膜有明显的增生作用，可用于治疗低酸、无酸或有胃体萎缩的
慢性萎缩性胃炎患者。

（7）其他对症治疗：包括解痉止痛、止吐、助消化、抗焦
虑、改善贫血等。对于贫血，若为缺铁，应补充铁剂。大细胞贫
血者根据维生素 B_{12} 或叶酸缺乏分别给予补充。方法是维生素 B_{12}
50～100μg/d，连用 20～30 天；叶酸 5～10mg，每日 3 次，直至
症状和贫血完全消失。

25. 萎缩性胃炎根除幽门螺杆菌后如何治疗？

萎缩性胃炎根除幽门螺杆菌后应重视补充抗氧化剂，国内外
共识均推荐对萎缩性胃炎进行根除幽门螺杆菌治疗。根除幽门螺
杆菌可使胃黏膜炎症消退，但萎缩和肠化生可否逆转尚有争议。
多数研究显示，根除幽门螺杆菌后胃黏膜萎缩可有不同程度的改
善，但肠化生的逆转较为困难。鉴于发生胃黏膜萎缩时，胃酸分
泌减少，胃内微环境改变而有利于内源性致癌物（亚硝基化合
物）的形成，后者可进一步加重胃黏膜萎缩和肠化，形成所谓
的"恶性循环"。因此，在萎缩性胃炎阶段，单纯根除幽门螺杆
菌可能不足以打破这一"恶性循环"。抗氧化剂如维生素 C、维

生素 E 和叶酸可抑制亚硝基化合物形成，拮抗炎症产生的氧自由基。因此，根除幽门螺杆菌后，补充抗氧化剂可能对萎缩、肠化生的逆转起到有益作用。

（赵芳芳　王　红）

第七章 消化性溃疡

第一节 消化性溃疡与幽门螺杆菌感染

1. 什么是消化性溃疡？

消化性溃疡（PU）主要指发生于胃和十二指肠的慢性溃疡，是一种多发病、常见病。溃疡的形成有各种因素，其中酸性胃液/胃蛋白酶等对黏膜的消化作用是溃疡形成的基本因素，因此得名。发生于酸性胃液/胃蛋白酶等接触的任何部位，如食管下段、胃肠吻合术后吻合口、空肠以及具有异位胃黏膜的 Meckel 憩室。绝大多数的溃疡发生于十二指肠和胃，故又称胃、十二指肠溃疡。

2. 消化性溃疡的病因有哪些？

近年来的实验与临床研究表明，胃酸分泌过多、幽门螺杆菌感染和胃黏膜保护作用减弱等因素是引起消化性溃疡的主要原因。胃排空延缓和胆汁反流、胃肠肽的作用、遗传因素、药物因素、环境因素和精神因素等，都和消化性溃疡的发生有关。

3. 哪些人容易患消化性溃疡？

消化性溃疡全世界多发，青壮年容易得十二指肠溃疡，而胃溃疡好发于中老年，不论十二指肠溃疡还是胃溃疡，男性患病率都高于女性。有不良饮食习惯暴饮暴食的，有消化性溃疡家族史的，有幽门螺杆菌感染的，有喜好烟酒的以及精神压力较大的人群，容易得消化性溃疡。

4. 消化性溃疡是怎么形成的？

（1）胃酸分泌过多：盐酸是胃液的主要成分，由壁细胞分泌，受神经、体液调节。在十二指肠溃疡的发病机制中，胃酸分泌过多起重要作用。"无酸就无溃疡"的论点对十二指肠溃疡是符合的。十二指肠溃疡患者的胃酸基础分泌量和最大分泌量均明显高于常人；十二指肠溃疡绝不发生于无胃酸分泌或分泌很少的人。

食糜自胃进入十二指肠后，在胃酸和食糜的刺激兴奋下，胰腺大量分泌胰液泌素、胰酶泌素、促胆囊收缩素，肠黏膜除分泌黏液外，也释放激素如肠高血糖素、肠抑胃肽、血管活性肠肽，这类激素具有抑制胃酸分泌和刺激促胃液素分泌的作用，故当十二指肠黏膜释放这些激素的功能减退时，则可引起促胃液素、胃酸分泌增高，促成十二指肠溃疡的形成。

胃溃疡在病程的长期性、反复性，并发症的性质，以及在胃酸减少的条件下溃疡趋向愈合等方面，均提示其发病机制与十二指肠溃疡有相似之处。但是，胃溃疡患者的胃酸基础分泌量和最大分泌量均与正常人相似，甚至低于正常人；一些胃黏膜保护药物（非抗酸药）虽无减少胃酸的作用，却可以促进溃疡的愈合；一些损伤胃黏膜的药物如阿司匹林可引起胃溃疡，以及在实验动物不断从胃腔吸去黏液可导致胃溃疡等事实，均提示胃溃疡的发生起因于胃黏膜的局部。由于胃黏膜保护屏障的破坏，不能有效地对抗胃酸和胃蛋白酶的侵蚀和消化作用，而致溃疡发生。

（2）幽门螺杆菌感染：幽门螺杆菌感染是慢性胃炎的主要病因，是引起消化性溃疡的重要病因。在幽门螺杆菌黏附的上皮细胞可见微绒毛减少，细胞间连接丧失，细胞肿胀、表面不规则，细胞内黏液颗粒耗竭，空泡样变，细菌与细胞间形成黏着蒂和浅杯样结构。

（3）胃黏膜保护作用：正常情况下，各种食物的理化因素和酸性胃液的消化作用均不能损伤胃黏膜而导致溃疡形成，乃是由于正常胃黏膜具有保护功能，包括黏液分泌、胃黏膜屏障完整性、丰富的黏膜血流和上皮细胞的再生等。上述因素中任何一个或几个受到干扰，胃酸 pH 梯度便会减低，防护性屏障便遭到破坏。

（4）胃排空延缓和胆汁反流：胃溃疡病时胃窦和幽门区域的这种退行性变可使胃窦收缩失效，从而影响食糜的向前推进。胃排空延缓可能是胃溃疡病发病机制中的一个因素。

十二指肠内容物中某些成分，如胆汁酸和溶血卵磷脂可以损伤胃上皮。十二指肠内容物反流入胃可以引起胃黏膜的慢性炎症。受损的胃黏膜更易遭受酸和胃蛋白酶的破坏。胃溃疡病时空腹胃液中胆汁酸结合物较正常对照者的浓度显著增高，从而推想胆汁反流入胃可能在胃溃疡病的发病机制中起重要作用。

（5）胃肠肽的作用：已知许多胃肠肽可以影响胃酸分泌，但只有促胃液素与消化性溃疡关系的研究较多。关于促胃液素在寻常的消化性溃疡发病机制中所起的作用，尚不清楚。

（6）遗传因素：现已一致认为消化性溃疡的发生具有遗传素质，而且证明胃溃疡和十二指肠溃疡病系单独遗传，互不相干。胃溃疡患者的家族中，胃溃疡的发病率较正常人高 3 倍；而在十二指肠溃疡患者的家族中，较多发生的是十二指肠溃疡而非胃溃疡。

（7）药物因素：某些解热镇痛药、抗癌药等，如吲哚美辛、保泰松、阿司匹林、肾上腺皮质激素，氟尿嘧啶、甲氨蝶呤等曾被列为致溃疡因素。在上述药物中，对阿司匹林的研究比较多，结果表明规律性应用阿司匹林的人容易发生胃溃疡病。有人指出,规律性应用阿司匹林者较不用阿司匹林者的胃溃疡病患病率约高3倍。肾上腺皮质类固醇很可能与溃疡的生成和再活动有关。一组5331例研究结果表明,皮质类固醇治疗超过30天或泼尼松总量超过1000mg时可引起溃疡。在既往有溃疡病史的患者,可使疾病加重。非类固醇抗炎药,如吲哚美辛、保泰松、布洛芬、萘普生等,也可在不同程度上抑制前列腺素的合成,从而在理论上可以产生类似阿司匹林的临床效应。利血平等药具有组胺样作用,可增加胃酸分泌,故有潜在致溃疡作用。

(8)环境因素:吸烟可刺激胃酸分泌增加,一般比不吸烟者可增加91.5%;吸烟可引起血管收缩,并抑制胰液和胆汁的分泌而减弱其在十二指肠内中和胃酸的能力,导致十二指肠持续酸化;烟草中烟碱可使幽门括约肌张力减低,影响其关闭功能而导致胆汁反流,破坏胃黏膜屏障。消化性溃疡的发病率在吸烟者中显著高于对照组。在相同的有效药物治疗条件下,溃疡的愈合率前者亦显著低于后者。因此,长期大量吸烟不利于溃疡的愈合,亦可致复发。

食物对胃黏膜可引起理化性质损害作用。暴饮暴食或不规则进食可能破坏胃分泌的节律性。据临床观察,咖啡、浓茶、烈酒、辛辣调料、泡菜等食品,以及偏食、饮食过快、太烫、太冷、暴饮暴食等不良饮食习惯,均可能是本病发生的有关因素。

(9)精神因素:根据现代的心理—社会—生物医学模式观点,消化性溃疡属于典型的心身疾病范畴之一。心理因素可影响胃液分泌。

5. 幽门螺杆菌感染与消化性溃疡有什么关系?

幽门螺杆菌感染与消化性溃疡的发生密切相关,现已基本肯定幽门螺杆菌与慢性胃炎、消化性溃疡发病的关系是:幽门螺杆菌→急性胃炎→慢性胃炎→胃溃疡；幽门螺杆菌→急性胃炎→慢性胃炎→胃腺化生→十二指肠炎→十二指肠溃疡→溃疡复发。

6. 幽门螺杆菌感染引起消化性溃疡的证据有哪些？

（1）消化性溃疡患者有较高的幽门螺杆菌检出率：幽门螺杆菌在全世界感染率超过 50%，在一些不发达地区幽门螺杆菌感染率可超过 80%，中国的流行病学调查显示中国各地区幽门螺杆菌的感染率为 40%～90%，平均为 59%。多数研究显示，PU 有较高的幽门螺杆菌检出率，在十二指肠溃疡患者中高达 80%～100%，在胃溃疡患者中可达 70%～90%；幽门螺杆菌感染人群发生十二指肠溃疡的危险性为非幽门螺杆菌感染者的 9 倍以上。尤其在幽门螺杆菌感染率高的发展中国家，消化性溃疡患者的幽门螺杆菌检出率更高。

（2）抗幽门螺杆菌治疗能治愈溃疡："愈合"与"治愈"是两个概念不相同的医学术语，在幽门螺杆菌未发现之前，消化性溃疡被认为是原因不明的复发性疾病，通常认为消化性溃疡只能"愈合"，而不能"治愈"，应用抑酸药或者维持治疗都只是使溃疡暂时愈合，但一旦停止治疗则溃疡很快复发。因此以往的观点认为消化性溃疡是一个不可治愈的疾病。自从 1982 年发现幽门螺杆菌后，对于消化性溃疡的自然病程有了新的认识，国内外大量临床研究证实在根除幽门螺杆菌后可以降低或防止胃及十二指肠溃疡的复发。Mohamed 集成分析 700 例十二指肠溃疡患者的复发情况，幽门螺杆菌未根除患者 1 年内溃疡的复发率为 80%，而幽门螺杆菌根除患者复发率仅为 4%，胃溃疡亦是如此。我们过去的一组研究亦证实幽门螺杆菌根除者溃疡完全愈合，未根除者其愈合率 61.9%。随访半年，幽门螺杆菌根除者半年内无复发，一年内复发率 4%，幽门螺杆菌未根除者半年内复发率 58%，一年内 100% 复发。北京地区有一项对 248 例十二指肠溃疡患者做幽门螺杆菌根除治疗随访一年的多中心的临床研究，其研究结果表明，幽门螺杆菌根除组溃疡复发率仅 2.3% ，而在幽门螺杆菌未根除组，一年复发率 58.9% 。20 多年来对幽门螺杆菌相关性溃疡的治疗研究证实，消化性溃疡是一个可以治愈的疾病。

（3）幽门螺杆菌根除后溃疡的复发率显著降低：幽门螺杆菌感染的消化性溃疡患者，溃疡延迟愈合，仅经常规抑酸治疗愈合后的溃疡患者其年复发率可达到 40%~80% ，而根除幽门螺杆菌后消化性溃疡的年复发率小于 5% 。

（4）幽门螺杆菌与难治性溃疡的关系：应用 H_2 受体阻滞剂治疗，十二指肠溃疡治疗 8 周；胃溃疡治疗 12 周，若溃疡仍未愈合，一般认为属于顽固性溃疡。幽门螺杆菌感染与非甾体类消炎药（NSAIDS）的应用可能为顽固性溃疡的重要潜在因素，大量吸烟、酗酒以及胃酸分泌量过多（如促胃液素瘤）等因素均可使溃疡延迟不愈。幽门螺杆菌感染是顽固性溃疡的一个重要因素，许多研究资料表明根除幽门螺杆菌可以加速顽固性溃疡的愈合和降低其高复发率。根除幽门螺杆菌可以加速溃疡的愈合，还可以明显降低溃疡的复发率，这是幽门螺杆菌在溃疡致病机制中起作用的最有力的证据。我们曾发现 6 例经 H_2 受体阻滞剂持续治疗半年而溃疡未愈合的十二指肠溃疡患者，经检查全部合并幽门螺杆菌感染，但经抗幽门螺杆菌感染治疗之后，其中 5 例溃疡愈合，另外 1 例溃疡明显缩小。所以对顽固性溃疡应仔细检查幽门螺杆菌，对于并发幽门螺杆菌感染的顽固性溃疡应进行幽门螺杆菌根除治疗。对于幽门螺杆菌阴性的顽固性溃疡则应针对其他影响溃疡愈合的因素进行处理。

（5）幽门螺杆菌存在一系列损害胃黏膜的机制如黏附力、细胞毒素、蛋白水解酶、过氧化氢酶、尿素酶及免疫机制等。

（6）十二指肠内胃上皮化生，为幽门螺杆菌在胃内寄生提供了微环境。

不利证据：幽门螺杆菌寄生于胃窦，而溃疡多发生于十二指肠；单用杀灭幽门螺杆菌的药物溃疡愈合率远不如 H_2 受体阻断剂及质子泵抑制剂高，而后者对细菌毫无杀灭作用，且若用抑酸药维持治疗，幽门螺杆菌阳性复发率也低；人口服幽门螺杆菌后并不形成溃疡，而动物用半胱胺可造成典型的十二指肠溃疡。基于上述事实，幽门螺杆菌在消化性溃疡中无疑起重要病因作用，且与消化性溃疡的复发及顽固不愈息息相关。幽门螺杆菌在消化性溃疡发病中究竟起多大作用，尚有不同的看法，但目前比较一致的观点认为，当无别的促发因素，如服用非甾体类抗炎药（NSAIDS）或卓 - 艾综合征存在时，幽门螺杆菌感染是几乎所有十二指肠溃疡和绝大多数胃溃疡发生的先决条件。

7. 幽门螺杆菌的发现对消化性溃疡有何意义？

消化性溃疡的发病机制非常复杂，通常认为溃疡的发生是因为损害因素与防卫因素之间的失衡，损害因素是包括胃酸、胃蛋白酶、幽门螺杆菌、非甾体类消炎药、酒精、吸烟、胆汁反流及炎性介质等；防御因素包括胃黏膜 - 黏液屏障、重碳酸盐、磷脂、黏膜血流、细胞更新、前列腺素和表皮生长因子等。在攻击因子中胃酸起着主导作用。早在 1910 年 Schwartz 就有名言"没有胃酸就没有溃疡"，所以胃酸一直在消化性溃疡病的发病机制中占据统治地位。自从 1982 年 Warren 和 Marshall 从慢性活动性胃炎患者的胃黏膜中分离出幽门螺杆菌之后，幽门螺杆菌在溃疡病发病机制中的作用对胃酸形成挑战，有些学者也提出"没有幽门螺杆菌就没有溃疡""没有幽门螺杆菌就没有溃疡复发"。随着人们对溃疡病发病机制的新认识，自然对溃疡病的治疗策略亦有新的变更，幽门螺杆菌的发现使消化性溃疡在发病学和治疗学上面临着革命。Schwartz 的名言"没有胃酸就没有溃疡"至今沿用不衰，所以针对抑制胃酸分泌的药物始终是治疗溃疡病的主要手段，但当今新观点还必须加上"没有幽门螺杆菌就没有溃疡和溃疡复发"。关于幽门螺杆菌相关性溃疡如果不根除幽门螺杆菌则停用抑酸药后溃疡就会复发，必须根除幽门螺杆菌之后才能降低或预防溃疡复发这一事实已被大家普遍认可。消化性溃疡发病非常复杂，从整体上讲，有 5%～10% 的消化性溃疡并没有合并幽门螺杆菌感染，这些溃疡可能与长期服用阿司匹林/NSAIDS 等药物而使胃黏膜屏障遭受破坏有关。所以当今溃疡病的治疗原则是在传统的抑酸治疗的同时，必须根除幽门螺杆菌和保护胃黏膜。现在充分的理论依据证明了幽门螺杆菌的发现使溃疡病的发病机制和治疗策略发生了新的变更。幽门螺杆菌的发现是消化性溃疡在病因学和治疗学上的一场革命，医生可以通过应用抗生素治疗而治愈消化性溃疡，也正是由于这一伟大发现，使得 Warren 和 Marshall 这两位澳大利亚学者荣获了 2005 年诺贝尔生理学或医学奖。

8. 幽门螺杆菌到底是如何引起溃疡病的?

幽门螺杆菌致胃十二指肠黏膜损伤的机制十分复杂，目前主要有以下 5 种学说。

（1）"漏屋顶学说"：Goodwin 把存在炎症的胃黏膜比喻为漏雨的屋顶，由于黏膜受损，导致 H^+（酸雨）反向弥散，黏膜进一步损伤，溃疡形成。在给予抑酸药治疗后，胃酸抑制，溃疡愈合，但只能获得短期的疗效，因为终究没有把漏雨的屋顶修好，没有改变溃疡病的自然病程。消化性溃疡的自然病程中溃疡复发率 >70%。如果针对与炎症及溃疡有关的幽门螺杆菌治疗（根除幽门螺杆菌），则溃疡不易复发。所以只有通过黏膜修复即修好屋顶才能长期防雨，即达到溃疡病治愈的目的。

（2）促胃液素相关学说：Levi 提出幽门螺杆菌分泌的尿素

酶可将尿素水解产生氨，氨在幽门螺杆菌周围的形成的氨云可使胃窦部 pH 值增高，反馈性引起促胃液素分泌增加，从而使胃酸分泌增加，这在十二指肠溃疡的形成中起重要作用。

（3）胃上皮化生学说：幽门螺杆菌通过定植于十二指肠内的胃化生上皮，引起黏摸损伤并导致十二指肠溃疡形成。十二指肠内胃上皮化生是幽门螺杆菌定植并导致溃疡形成的先决条件。幽门螺杆菌释放的毒素、破坏性的酶类及其激发的免疫反应导致十二指肠炎症的产生。由于炎症黏膜对其他致溃疡因子的攻击耐受力下降，导致溃疡的发生，或者重度炎症本身导致溃疡产生。在十二指肠内，幽门螺杆菌仅在胃上皮化生部位附着定植，此为本学说的一个有力证据。

（4）介质冲洗学说：已经证实幽门螺杆菌感染导致多种炎性介质的释放，包括空泡毒素、乙醛、血小板活化因子、白细胞介素等，这些炎性介质在胃排空时冲至十二指肠而导致十二指肠黏膜损伤。加上幽门螺杆菌可以定植于有胃上皮化生的十二指肠黏膜，这就解释了幽门螺杆菌主要存在于胃窦但可以导致十二指肠溃疡的发生。

（5）免疫损伤学说：幽门螺杆菌通过免疫机制导致溃疡的产生。此学说认为黏膜损伤是未能根除幽门螺杆菌而引发的持续免疫反应的结果。幽门螺杆菌可导致从急性炎症反应到体液及细胞免疫等一系列免疫反应，并导致黏膜损伤的发生。

9. 胃溃疡和十二指肠溃疡发病机制有何不同？

消化性溃疡包括胃溃疡和十二指肠溃疡，两者在发病机制上有许多相同之处，但也存在明显差异。防御因素的削弱在胃溃疡中占主导地位，而损害因素的增强是十二指肠溃疡的主要病因。消化性溃疡与慢性胃炎几乎都合并存在，而且在消化性溃疡发生之前大多先有慢性胃炎，进而才转为消化性溃疡。胃溃疡与胃炎一样，幽门螺杆菌也不是引起胃溃疡的唯一原因，但却是最重要的原因。它的机制主要是：幽门螺杆菌感染后的炎症造成胃黏膜损伤，而损伤的胃黏膜不能有效抵御胃内的酸度而造成溃疡。目前十二指肠溃疡的致病机制尚未完全明确，但幽门螺杆菌感染无疑是十二指肠溃疡发病的重要原因。一般认为幽门螺杆菌引发的十二指肠溃疡可能的学说主要是胃上皮化生学说，此学说认为幽门螺杆菌感染后造成胃酸异常分泌，引起十二指肠内的胃上皮化生，幽门螺杆菌定植与十二指肠内的胃化生上皮，引起黏膜损伤并导致十二指肠溃疡形成。但也有学说认为幽门螺杆菌并不直接定植于十二指肠，而是通过它感染后引起的细胞毒素，炎症介质及持续的免疫反应造成十二指肠损伤，并引起溃疡。

10. 幽门螺杆菌感染与急性胃黏膜病变的关系如何？

急性胃黏膜病变（AGML）亦称应激性溃疡，是指机体在遭受外界强烈刺激后所产生的即刻生物学反应，扰乱了机体内稳定而在胃黏膜上的表现。发病率较高，在未应用胃镜前约占上消化道出血的 5%，应用胃镜后，发现占 20%～30%，近年仍有增加趋势。AGML 都有严重原发病因，其发病机制目前仍未完全了解，许多实验结果和临床观察表明，与下列因素有关：胃酸、胃黏膜屏障、胃黏膜血流、前列腺素及其他。胃内胃酸的存在是形成 AGML 的先决条件，创伤或休克等的外界刺激使胃黏膜血流减少，黏膜缺血，继而黏膜屏障破坏。正常情况下，胃黏膜屏障能使胃壁黏膜耐受 H^+ 梯度 10^5～10^6 而不受损伤。屏障遭受破坏后通透性增加，胃腔内 H^+ 逆向弥漫侵入黏膜及肌层。不少学者认为，胃黏膜屏障损害是 AGML 形成的重要病因。而前列腺素的研究表明可产生多种效力保护胃黏膜细胞，减少胃酸分泌，增加胃黏膜出血流量等。动物模型中，应激情况下前列腺素水平下降。但是随之人们注意到并非所有的休克、严重创伤都会出现

AGML，而且部分 AGML 对抗酸扩容抗休克治疗效果很差，症状反复出现，甚至手术后仍有复发。由此，有人提出了 AGML 与幽门螺杆菌感染的相关性讨论。有研究发现，AGML 病例幽门螺杆菌阳性率达 90.3%，远高于对照组（20%），从而认为幽门螺杆菌影响 AGML 的发生。这种关系表现在间接或直接作用在胃黏膜屏障或影响 H^+ 浓度，影响局部血流量及前列腺素分泌等，使 AGML 更易发生。迄今具体机制未明确，国内外学者实验提出幽门螺杆菌致病的可能机制，认为主要通过炎症作用，局部免疫反应及代谢产物和细胞毒素。幽门螺杆菌分解产生的尿素酶可干扰胃黏膜离子交换机制，加重 H^+ 逆向扩散；分解产生的黏蛋白酶及脂酶等可降解胃黏膜层，降低黏稠度，并使上皮细胞组织水肿变性，损害黏膜屏障功能；同时局部强烈免疫反应也阻止了黏膜的再生和修复。而且幽门螺杆菌感染后胃泌酸细胞对促胃液素敏感性增加，胃腔内胃酸大量增多。是否对前列腺素分泌产物抑制目前尚未证实。所有这些均促使了 AGML 的发生，症状加重。因此，保守或手术治疗 AGML 疗效不佳。

临床结果充分说明了幽门螺杆菌感染增加了 AGML 的发病率，加重了 AGML 的症状，其实也可以说是 AGML 的致病因素之一，只不过幽门螺杆菌是有条件的非特异性的致病因素。

（杨德利　高浩源）

第二节　消化性溃疡的诊断

1. 消化性溃疡好发于哪个部位？

胃溃疡多发生于胃小弯，尤其是胃小弯最低处（胃角）。也可见于胃窦或高位胃体，胃大弯和胃底少见。胃大部分切除术后发生的吻合口溃疡，则多见于吻合口空肠侧。十二指肠溃疡主要见于球部，约5%见于球部以下部位，称球后溃疡。在球部的前后壁或大、小弯侧同时见有溃疡，称对吻溃疡。胃和十二指肠均有溃疡者，称复合性溃疡。消化性溃疡绝大多数是单个发生，少数可有2~3个溃疡并存，称多发性溃疡。

2. 消化性溃疡有哪些临床表现？

最常见症状是上腹部疼痛，尚可有唾液分泌增多、胃灼热、反胃、嗳酸、嗳气、恶心、呕吐等其他胃肠道症状。食欲多保持正常，但偶可因食后疼痛发作而惧食，以致体重减轻。全身症状可有失眠等神经官能症的表现，或有缓脉、多汗等自主神经系统不平衡的症状。溃疡发作期，中上腹部可有局限性压痛，程度不重，其压痛部位多与溃疡的位置基本相符。

3. 消化性溃疡疼痛有何特点？

（1）长期性。由于溃疡发生后可自行愈合，但每于愈合后又好复发，故常有上腹疼痛长期反复发作的特点。整个病程平均6~7年，有的可长达一二十年，甚至更长。

（2）周期性。上腹疼痛呈反复周期性发作，乃为此种溃疡的特征之一，尤以十二指肠溃疡更为突出。中上腹部疼痛发作可持续几天、几周或更长，继以较长时间的缓解。全年都可发作，但以春、秋季节发作者多见。

（3）节律性。溃疡疼痛与饮食之间的关系具有明显的相关性和节律性。在一天中，清晨3点至早餐的一段时间，胃酸分泌最低，故在此时间内很少发生疼痛。十二指肠溃疡的疼痛好在两餐之间发生，持续不减直至下餐进食或服制酸药物后缓解。一部分十二指肠溃疡患者，由于夜间的胃酸较高，尤其在睡前曾进餐者，可发生半夜疼痛。胃溃疡疼痛的发生较不规则，常在餐后1小时内发生，经1~2小时后逐渐缓解，直至下餐进食后再出现上述节律。

（4）疼痛部位：十二指肠溃疡的疼痛多出现于中上腹部，或在脐上方，或在脐上方偏右处；胃溃疡疼痛的位置也多在中上腹，但稍偏高处，或在剑突下和剑突下偏左处。疼痛范围约数厘米直径大小。因为空腔内脏的疼痛在体表上的定位一般不十分确切，所以，疼痛的部位也不一定准确反映溃疡所在解剖位置。

（5）疼痛性质：多呈钝痛、灼痛或饥饿样痛，一般较轻而能耐受，持续性剧痛提示溃疡穿透或穿孔。

（6）影响因素：疼痛常因精神刺激、过度疲劳、饮食不慎、药物影响、气候变化等因素诱发或加重；可因休息、进食、服制酸药、以手按压疼痛部位、呕吐等方法而减轻或缓解。

4. 特殊类型的消化性溃疡有哪些？

（1）无症状型溃疡。指无明显症状的消化性溃疡患者，因其他疾病做胃镜或 X 线钡餐检查时偶然被发现；或当发生出血或穿孔等并发症时，甚至于尸体解剖时始被发现。这类消化性溃疡可见于任何年龄，但以老年人尤为多见。

（2）儿童期消化性溃疡。儿童时期消化性溃疡的发生率低于成人，可分为 4 种不同的类型。①婴儿型：婴儿型溃疡系急性溃疡，发生于新生儿和两岁以下的婴儿。发病原因未明。在新生儿时期，十二指肠溃疡较胃溃疡多见。这种溃疡或是迅速愈合，或是发生穿孔或出血而迅速致死。在新生儿时期以后至两岁以内的婴儿，溃疡的表现和新生儿者无大差别，主要表现为出血、梗阻或穿孔。②继发型：此型溃疡的发生与一些严重的系统性疾病，如脓毒病、中枢神经系统疾病、严重烧伤和皮质类固醇的应用有关，它还可发生于先天性幽门狭窄、肝脏疾病、心脏外科手术以后。此型溃疡在胃和十二指肠的发生频率相等，可见于任何年龄和性别的儿童。③慢性型：此型溃疡主要发生于学龄儿童，随着年龄的增长，溃疡的表现越与成年人相近；但在幼儿，疼痛比较弥散，多在脐周，与进食无关，时常出现呕吐，这可能是由于十二指肠较小，容易因水肿和痉挛而出现梗阻的缘故；至青少年才呈现典型的局限于上腹部的节律性疼痛，十二指肠溃疡较胃溃疡多，男孩较女孩多。此型溃疡的发病与成年人溃疡病的基本原因相同。④并发于内分泌腺瘤的溃疡：此型溃疡发生于促胃液素瘤和多发性内分泌腺瘤病Ⅰ型，即 Wermer 综合征。

（3）老年人消化性溃疡。胃溃疡多见，也可发生十二指肠溃疡。胃溃疡直径常可超过 2.5cm，且多发生于高位胃体的后壁。老年人消化性溃疡常表现为无规律的中上腹痛、呕血和（或）黑粪、消瘦，很少发生节律性痛、夜间痛及反酸。易并发大出血，常常难以控制。

（4）幽门管溃疡。较为少见，常伴胃酸分泌过高。其主要表现有：①餐后立即出现中上腹疼痛，其程度较为剧烈而无节律性，并可使患者惧食，制酸药物可使腹痛缓解；②好发呕吐，呕吐后疼痛随即缓解。腹痛、呕吐和饮食减少可导致体重减轻。此类消化性溃疡内科治疗的效果较差。

（5）球后溃疡。约占消化性溃疡的 5%，溃疡多位于十二指肠乳头的近端。球后溃疡的夜间腹痛和背部放射性疼痛更为多见，并发大量出血者亦多见，内科治疗效果较差。

（6）复合性溃疡。指胃与十二指肠同时存在溃疡，多数是十二指肠的发生在先，胃溃疡在后。本病约占消化性溃疡的 7%，多见于男性。其临床症状并无特异性，但幽门狭窄的发生率较高，出血的发生率高达 30%~50%，出血多来自胃溃疡。本病病情较顽固，并发症发生率高。

（7）巨型溃疡。巨型胃溃疡指 X 线胃钡餐检查测量溃疡的直径超过 2.5cm 者，并非都属于恶性。疼痛常不典型，往往不能为抗酸药所完全缓解。呕吐与体重减轻明显，并可发生致命性出血，有时可在腹部触到纤维组织形成的硬块，长病程的巨型胃溃疡往往需要外科手术治疗。巨型十二指肠溃疡指直径在 2cm以上者，多数位于球部，也可位于球后。球部后壁溃疡的周围常有炎性团块，且可侵入胰腺。疼痛剧烈而顽固，常放射到背部或右上腹部。呕吐与体重减轻明显，出血、穿孔和梗阻常见，也可同时发生出血和穿孔。有并发症的巨型十二指肠溃疡以手术治疗为主。

（8）食管溃疡。其发生也是和酸性胃液接触的结果。溃疡多发生于食管下段，多为单发，约 10% 为多发。溃疡大小自数毫米到相当大。本病多发生于反流性食管炎和滑动性食管裂孔疝伴有贲门食管反流的患者。溃疡可发生在鳞状上皮，也可发生在柱状上皮（Barrett 上皮）。食管溃疡还可发生于食管胃吻合术或食管肠腔吻合术以后，它是胆汁和胰腺分泌物反流的结果。食管溃疡多发生于 30~70 岁，约有 2/3 的患者在 50 岁以上。主要症状是胸骨下段后方或高位上腹部疼痛，常发生于进食或饮水时，卧位时加重。疼痛可放射至肩胛间区、左侧胸部，或向上放射至肩部和颈部。咽下困难亦较常见，它是继发性食管痉挛或纤维化导致食管狭窄的结果。其他可以出现的症状是恶心、呕吐、嗳气和体重减轻。主要并发症是梗阻、出血和穿孔至纵隔或上腹部。诊断主要依靠 X 线检查和内镜检查。

（9）难治性溃疡。指经一般内科治疗无效的消化性溃疡。其诊断尚无统一标准，包括下列情况：①在住院条件下；②慢性溃疡频繁反复发作多年，且对内科治疗的反应越来越差。难治性溃疡的产生可能与下列因素有关：①穿透性溃疡、幽门梗阻等并发症存在；②特殊部位的溃疡（如球后、幽门管等）内科治疗效果较差；③病因未去除（如焦虑、紧张等精神因素）以及饮食不节、治疗不当等；④引起难治性溃疡的疾病，如胃酸高分泌状态（如促胃液素瘤、甲状旁腺功能亢进症等）。

（10）应激性溃疡。应激性溃疡指在严重烧伤、颅脑外伤、脑肿瘤、颅内神经外科手术和其他中枢神经系统疾病、严重外伤和大手术、严重的急性或慢性内科疾病（如脓毒病、肺功能不全）等致成应激的情况下在胃和十二指肠产生的急性溃疡。严重烧伤引起的急性应激性溃疡又称为 Cushing 溃疡；颅脑外伤、脑肿瘤或颅内神经外科手术引起的溃疡亦称为 Cushing 溃疡。应激性溃疡的发病率近年来有增加的趋势。应激性溃疡的发病机制尚不明确，其发病可能有两种原因：①应激时出现胃酸分泌过多，从而导致黏膜的自身消化和形成应激性溃疡。Cushing 溃疡可能就是由于胃酸的显著分泌过多直接引起的。②严重而持久的应激导致的强烈的交感刺激和循环儿茶酚胺水平的增高可使胃十二指肠黏膜下层的动静脉短路开放。因此，正常流经胃十二指肠黏膜毛细管床的血液便分流至黏膜下层动静脉短路而不再流经胃十二指肠黏膜。这样，在严重应激期间黏膜可以发生缺血，可持续数小时甚至数天，最终造成严重的损伤。当黏膜缺血区域发生坏死时便形成应激性溃疡。此时，盐酸和胃蛋白酶的消化作用可以加速应激性溃疡的形成，缺血的胃十二指肠黏膜较正常黏膜更易被盐酸和胃蛋白酶所消化。导致胃十二指肠黏膜缺血性损伤的另一可能原因便是播散性血管内凝血引起的胃黏膜血管内的急性血栓形成。播散性血管内凝血常常是严重脓毒病和烧伤的并发症，这或许是脓毒病或烧伤患者应激性溃疡发生率高的原因之一。

应激性溃疡的主要表现是出血，多发生在疾病 2～15 天，往往难以控制。这是因为应激性溃疡发生急剧，位于溃疡下面的血管未能形成血栓的缘故。此外，也可以发生穿孔。有时仅仅具有上腹痛。应激性溃疡的诊断主要依靠急诊内镜检查，其特征是溃疡多发生于高位胃体，呈多发性浅表性不规则的溃疡，直径在 0.5～1.0cm，甚至更大。溃疡愈合后不留瘢痕。

5. 消化性溃疡有哪些并发症？

（1）大量出血：大量出血是消化性溃疡最常见并发症，其发生率占本病患者的 20%~25%，也是上消化道出血的最常见原因。并发于十二指肠溃疡者多于胃溃疡，而并发于球后溃疡者更为多见。并发出血者，其消化性溃疡病史大多在一年以内，但一次出血后，就易发生第二次或更多次出血。尚有 10%~15% 的患者可以大量出血为消化性溃疡的首见症状。

消化性溃疡出血的临床表现取决于出血的部位、速度和出血量。如十二指肠后壁溃疡，常可溃穿其毗邻的胰十二指肠动脉而致异常迅猛的大量出血；而其前壁因无粗大的动脉与之毗邻，故较少发生大量出血。溃疡基底部肉芽组织的渗血或溃疡周围黏膜糜烂性出血，一般只致小量而暂时出血。消化性溃疡出血速度快而量多者，则表现为呕血及黑便；如出血量少，出血速度慢而持久，则可表现为逐渐出现的低色素性小红细胞性贫血和大便潜血阳性。十二指肠溃疡出血，黑便比呕血多见，而胃溃疡出血，两者发生机会相仿。短时间内的大量出血，可因血容量的锐减而致头昏、眼花、无力、口渴、心悸、心动过速、血压下降、昏厥，甚至休克。消化性溃疡并发出血前，常因溃疡局部的充血突然加剧而致上腹疼痛加重。出血后则可因充血减轻，以及碱性血对胃酸的中和与稀释作用，腹痛随之缓解。

根据消化性溃疡病史和出血的临床表现，诊断一般不难确立。对临床表现不典型而诊断困难者，应争取在出血后 24~48 小时内进行急诊内镜检查，其确诊率可达 90% 以上，从而使患者得到及时诊断和治疗。

（2）穿孔：溃疡穿透浆膜层而达游离腹腔即可致急性穿孔；如溃疡穿透与邻近器官、组织粘连，则称为穿透性溃疡或溃疡慢性穿孔。后壁穿孔或穿孔较小而只引起局限性腹膜炎时，称亚急性穿孔。

　　急性穿孔时，由于十二指肠或胃内容物流入腹腔，导致急性弥漫性腹膜炎，临床上突然出现剧烈腹痛。腹痛常起始于右上腹或中上腹，持续而较快蔓延至脐周，以至全腹。因胃肠漏出物刺激膈肌，故疼痛可放射至一侧肩部（大多为右侧）。如漏出内容物沿肠系膜根部流入右下盆腔时，可致右下腹疼痛而酷似急性阑尾炎穿孔。腹痛可因翻身、咳嗽等动作而加剧，故患者常卧床，两腿卷曲而不愿移动。腹痛时常伴恶心和呕吐。患者多烦躁不安、面色苍白、四肢湿冷、心动过速。如穿孔发生于饱餐后，胃内容物漏出较多，则致腹肌高度强直，并有满腹压痛和反跳痛；如漏出量较少，则腹肌强直、压痛及反跳痛可局限于中上腹附近。肠鸣音减低或消失。肝浊音界缩小或消失，表示有气腹存在。如胃肠内容物流达盆腔，直肠指诊可探到右侧直肠陷凹触痛。周围血白细胞总数和中性粒细胞增多。腹部 X 线透视多可发现膈下有游离气体，从而可证实胃肠穿孔的存在；但无膈下游离气体并不能排出穿孔存在。严重的穿孔病例或溃疡穿透累及胰腺时，血清淀粉酶亦可增高，但一般不超过正常值的 5 倍。

　　亚急性或慢性穿孔所致的症状不如急性穿孔剧烈，可只引起局限性腹膜炎、肠粘连或肠梗阻征象，并于短期内即可见好转。

　　（3）幽门梗阻：大多由十二指肠溃疡引起，但也可发生于幽门前及幽门管溃疡。其发生原因通常是由于溃疡活动期，溃疡周围组织的炎性充血、水肿或反射性地引起幽门痉挛。此类幽门梗阻属暂时性，可随溃疡好转而消失；内科治疗有效，故称之功能性或内科性幽门梗阻。反之，由溃疡愈合，瘢痕形成和瘢痕组织收缩或与周围组织粘连而阻塞幽门通道所致者，则属持久性，非经外科手术而不能自动缓解，称之器质性和外科性幽门梗阻。由于胃潴留，患者可感上腹饱胀不适，并常伴食欲减退、嗳气、反酸等消化道症状，尤以饭后为甚。呕吐是幽门梗阻的主要症状，多于餐后 30～60 分钟后发生。呕吐次数不多，每隔 1～2 天一次。一次呕吐量可超过 1 升，内含发酵宿食。患者可因长期、多次呕吐和进食减少而致体重明显减轻。但不一定有腹痛，如有腹痛则较多发生于清晨，且无节律性。因多次反复大量呕吐，H^+ 和 K^+ 大量丢失，可致代谢性碱中毒，并出现呼吸短促、四肢无力、烦躁不安，甚至发生手足搐搦症。空腹时上腹部饱胀和逆蠕动的胃型以及上腹部震水音，是幽门梗阻的特征性体征。

（4）癌变：胃溃疡癌变至今仍是个争论的问题。一般估计，胃溃疡癌变的发生率不过 2%～3%，十二指肠球部溃疡并不引起癌变。

6. 怎样确诊消化性溃疡？

（1）内镜检查：不论选用纤维胃镜或电子胃镜，均作为确诊消化性溃疡的主要方法。在内镜直视下，消化性溃疡通常呈圆形、椭圆形或线形，边缘锐利，基本光滑，为灰白色或灰黄色苔膜所覆盖，周围黏膜充血、水肿，略隆起。

（2）X 线钡餐检查：消化性溃疡的主要 X 线表现是壁龛或龛影，指钡悬液填充溃疡的凹陷部分所造成。在正面观，龛影呈圆形或椭圆形，边缘整齐。因溃疡周围的炎性水肿而形成环形透亮区。

胃溃疡的龛影多见于胃小弯，且常在溃疡对侧见到痉挛性胃切迹。十二指肠溃疡的龛影常见于球部，通常比胃的龛影小。龛影是溃疡存在的直接征象。由于溃疡周围组织的炎症和局部痉挛等，X 线钡餐检查时可发现局部压痛与激惹现象。溃疡愈合和瘢痕收缩，可使局部发生变形，尤多见于十二指肠球部溃疡，后者可呈三叶草形、花瓣样等变形。

（3）幽门螺杆菌感染的检测：幽门螺杆菌感染的检测方法大致分为四类：①直接从胃黏膜组织中检查幽门螺杆菌，包括细菌培养、组织涂片或切片染色镜检细菌；②用尿素酶试验、呼吸试验、胃液尿素氮检测等方法测定胃内尿素酶的活性；③血清学检查抗幽门螺杆菌抗体；④应用多聚酶链式反应（PCR）技术测定幽门螺杆菌 – DNA。细菌培养是诊断幽门螺杆菌感染最可靠的方法，但因技术条件较高，大多医院未开展。

7. 消化性溃疡应与哪些疾病相鉴别？

本病应与下列疾病作鉴别：

（1）胃癌：胃良性溃疡与恶性溃疡的鉴别十分重要，两者的鉴别有时比较困难。以下情况应当特别重视：①中老年人近期内出现中上腹痛、出血或贫血；②胃溃疡患者的临床表现发生明显变化或抗溃疡药物治疗无效；③胃溃疡活检病理有肠化生或不典型增生者。临床上，对胃溃疡患者应在内科积极治疗下，定期进行内镜检查随访，密切观察直到溃疡愈合。

（2）慢性胃炎：本病亦有慢性上腹部不适或疼痛，其症状可类似消化性溃疡，但发作的周期性与节律性一般不典型。胃镜检查是主要的鉴别方法。

（3）胃神经官能症：本病可有上腹部不适、恶心呕吐，或者酷似消化性溃疡，但常伴有明显的全身神经官能症状，情绪波动与发病有密切关系。内镜检查与 X 线检查未发现明显异常。

（4）胆囊炎胆石症：多见于中年女性，常呈间隙性、发作性右上腹痛，常放射到右肩胛区，可有胆绞痛、发热、黄疸、Murphy 征。进食油腻食物常可诱发。B 超检查可以作出诊断。

（5）促胃液素瘤：本病又称 Zollinger – Ellison 综合征，有顽固性多发性溃疡，或有异位性溃疡，胃次全切除术后容易复发，多伴有腹泻和明显消瘦。患者胰腺有非 β 细胞瘤或胃窦 G 细胞增生，血清促胃液素水平增高，胃液和胃酸分泌显著增多。

（杨德利　高浩源）

第三节　消化性溃疡防治

1. 确诊消化性溃疡后治疗目的有哪些？

本病确诊后一般采取综合性治疗措施，包括内科基本治疗、药物治疗、并发症的治疗和外科治疗。治疗消化性溃疡的目的在于：①缓解临床症状；②促进溃疡愈合；③防止溃疡复发；④减少并发症。

2. 得了消化性溃疡应注意什么？

（1）生活：消化性溃疡属于典型的心身疾病范畴，心理—社会原因对发病起着重要作用。因此乐观的情绪、规律的生活、避免过度紧张与劳累，无论在本病的发作期或缓解期均很重要。当溃疡活动期，症状较重时，卧床休息几天乃至 1 ~ 2 周。

（2）饮食：在 H_2 受体拮抗剂问世以前，饮食疗法曾经是消化性溃疡的唯一或主要的治疗手段。对消化性溃疡患者的饮食持下列观点：①细嚼慢咽，避免急食，咀嚼可增加唾液分泌，后者能稀释和中和胃酸，并可能具有提高黏膜屏障作用；②有规律地定时进食，以维持正常消化活动的节律；③当急性活动期，以少吃多餐为宜，每天进餐 4 ~ 5 次即可，但一旦症状得到控制，应鼓励较快恢复到平时的 1 日 3 餐；④饮食宜注意营养，但无须规定特殊食谱；⑤餐间避免零食，睡前不宜进食；⑥在急性活动期，应戒烟酒，并避免咖啡、浓茶、浓肉汤和辣椒、蒜、醋等刺激性调味品或饮料，以及损伤胃黏膜的药物；⑦饮食不过饱，以防止胃窦部的过度扩张而增加促胃液素的分泌。

（3）镇静：对少数伴有焦虑、紧张、失眠等症状的患者，可短期使用一些镇静药或安定剂。

（4）避免应用致溃疡药物：应劝患者停用诱发或引起溃疡病加重或并发出血的有关药物，包括：①水杨酸盐及非类固醇抗炎药（NSAIDS）；②肾上腺皮质激素；③利血平等。如果因风湿病或类风湿病必须用上述药物，应当尽量采用肠溶剂型或小剂量间断应用。同时进行充分的抗酸治疗和加强黏膜保护剂。

3. 选用哪些药物治疗溃疡病？

（1）降低胃酸的药物：包括制酸药和抗分泌药两类。

制酸药与胃内盐酸作用形成盐和水，使胃酸降低。种类繁多，有碳酸氢钠、碳酸钙、氧化镁、氢氧化铝、三硅酸镁等，其治疗作用在于：①结合和中和 H^+，从而减少 H^+ 向胃黏膜的反弥散，同时也可减少进入十二指肠的胃酸；②提高胃液的 pH，降低胃蛋白酶的活性。胃液 pH 1.5～2.5 时，胃蛋白酶的活性最强。

制酸药分可溶性和不溶性两大类，碳酸氢钠属于可溶性，其他属于不溶性。前者止痛效果快，但长期和大量应用时，不良反应较大。含钙、铋、铝的制酸剂可致便秘，镁制剂可致腹泻，常将二种或多种制酸药制成复合剂，以抵消其不良反应。

抗分泌药物主要有组胺 H_2 受体拮抗剂和质子泵抑制剂两类。①组胺 H_2 受体拮抗剂：组胺 H_2 受体拮抗剂选择性竞争 H_2 受体，从而使壁细胞胃酸分泌减少，故对治疗消化性溃疡有效。②质子泵抑制剂：胃酸分泌最后一步是壁细胞分泌膜内质子泵驱动细胞 H^+ 与小管内 K^+ 交换，质子泵即 H^+、K^+ – ATP 酶。质子泵抑制剂可明显减少任何刺激激发的酸分泌。

（2）幽门螺杆菌感染的治疗：对幽门螺杆菌感染的治疗主要是应用具有杀菌作用的药物。清除指药物治疗结束时幽门螺杆菌消失，根除指药物治疗结束后至少 4 周无幽门螺杆菌复发。临床上要求达到幽门螺杆菌根除，消化性溃疡的复发率可大大降低。体外药物敏感试验表明，在中性 pH 条件下，幽门螺杆菌对青霉素最为敏感，对氨基糖苷类、四环素类、头孢菌素类、氧氟沙星、环西沙星、红霉素、利福平等高度敏感；对大环内酯类、呋喃类、氯霉素等中度敏感；对万古霉素有高度抗药性。

（3）加强胃黏膜保护作用的药物：已知胃黏膜保护作用的减弱是溃疡形成的重要因素，近年来的研究认为加强胃黏膜保护作用，促进黏膜的修复是治疗消化性溃疡的重要环节之一。①胶态次枸橼酸铋对消化性溃疡的疗效大体与 H_2 受体拮抗剂相似，在常规剂量下是安全的，口服后主要在胃内发挥作用，仅约 0.2% 吸收入血。严重肾功能不全者忌用该药。少数患者服药后出现便秘、恶心、一时性血清转氨酶升高等。②前列腺素是近年来用于治疗消化性溃疡的一类药物。前列腺素具有细胞保护作用，能加强胃肠黏膜的防卫能力，但其抗溃疡作用主要基于其对胃酸分泌的抑制。③硫糖铝是硫酸化二糖和氢氧化铝的复合物，在酸性胃液中，凝聚成糊状黏稠物，可附着于胃、十二指肠黏膜表面，与溃疡面附着作用尤为显著。

（4）促进胃动力药物：在消化性溃疡病例中，如见有明显的恶心、呕吐和腹胀，实验室检查见有胃潴留、排空迟缓、胆汁反流或胃食管反流等表现，应同时给予促进胃动力药物，如甲氧氯普胺、多潘立酮、西沙必利等。

4. 消化性溃疡根除幽门螺杆菌后是否需继续治疗？

对于根除治疗方案疗效高而溃疡面积又不很大时，单一抗幽门螺杆菌治疗 1～2 周就可使活动性溃疡有效愈合。欧洲进行的一项大样本、安慰剂作对照的研究表明，有效根除幽门螺杆菌治疗 1 周，随后用安慰剂治疗 4 周，可使 94% 的十二指肠溃疡愈合。若根除幽门螺杆菌方案疗效稍低、溃疡面积较大、抗幽门螺杆菌治疗结束时患者症状未缓解或近期有出血等并发症史，应考虑在抗幽门螺杆菌治疗结束后继续用抗酸分泌剂治疗 2~4 周。

5. 难治性和顽固性溃疡如何治疗?

经正规内科治疗无明显效果,包括溃疡持久不愈合,或在维持治疗期症状仍复发,或发生并发症者,称为难治性溃疡;十二指肠溃疡经 8 周,胃溃疡 12 周治疗而未愈合者,称为顽固性溃疡。这时,可尝试增加 H_2 受体拮抗剂的剂量,或应用奥美拉唑,后者可使 90% 的顽固性溃疡愈合。铋剂和抗生素联合治疗根除幽门螺杆菌感染,对某些顽固性溃疡也有一定效果。如果药物治疗失败宜考虑手术。

6. NSAIDS 相关性溃疡如何治疗?

阿司匹林和其他 NSAIDS 能抑制黏膜合成前列腺素,削弱细胞保护作用,增加黏膜对损伤的敏感性,导致消化性溃疡,尤其是胃溃疡。相当多的胃溃疡患者,尤其是老年人,有服用 NSAIDS 病史。NSAIDS 性溃疡常无症状(50%),不少患者以出血为首发症状。NSAIDS 性溃疡发生后应尽可能停用 NSAIDS,或减量,或换用其他制剂。H_2 受体拮抗剂对此种溃疡的疗效远较对一般的溃疡为差。有人认为奥美拉唑(40mg/d)有良好效果,不管是否停用 NSAIDS,均可使溃疡愈合。

7. 如何预防溃疡复发?

消化性溃疡是一种慢性复发性疾病,约 80% 的溃疡病治愈后在一年内复发,五年内复发率达 100%。如何避免复发是个尚未解决的问题。已经认识到吸烟、胃高分泌、长期的病史和以前有过并发症、使用致溃疡药物、幽门螺杆菌感染是导致溃疡复发的重要危险因素,临床上对每一个消化性溃疡患者要仔细分析病史和作有关检查,尽可能地消除或减少上述危险因素。

8. 消化性溃疡如何维持治疗？

由于消化性溃疡治愈停药后复发率甚高，并发症发生率较高，而且自然病程长达 8～10 年，因此药物维持治疗是个重要的实施。有下列三种方案可供选择。①正规维持治疗：适用于反复复发、症状持久不缓解、合并存在多种危险因素或伴有并发症者。维持方法：西咪替丁 400mg，雷尼替丁 150mg，法莫替丁 20mg，睡前一次服用，也可口服硫糖铝 1g，每日 2 次。正规长程维持疗法的理想时间尚难定，多数主张至少维持 1～2 年，对于老年人、预期溃疡复发可产生严重后果者，可终身维持。②间隙全剂量治疗：在患者出现严重症状复发或内镜证明溃疡复发时，可给予一疗程全剂量治疗，据报告约有 70% 以上患者可取得满意效果。这种方法简便易行，易为多数患者所接受。③按需治疗：本法系在症状复发时，给予短程治疗，症状消失后即停药。对有症状者，应用短程药物治疗，目的在于控制症状，而让溃疡自发愈合。事实上，有相当多的消化性溃疡患者在症状消失后即自动停药。按需治疗时，虽然溃疡愈合较慢，但总的疗效与全程治疗并无不同。下列情况不适此法：60 岁以上，有溃疡出血或穿孔史，每年复发 2 次以上以及并发其他严重疾病者。

9. 消化性溃疡并发大量出血如何治疗？

消化性溃疡病并发大量出血，常可引起周围循环衰竭和失血性贫血，应当进行紧急处理：①输血输液补充血容量、纠正休克和稳定生命体征是重要环节；②同时给予全身药物止血，如生长抑素 25μg 稀释后静脉滴注，以后每小时注入 250μg，治疗 24～48 小时有止血作用。组胺 H_2 受体拮抗剂能减少胃酸分泌，有助于止血、溃疡愈合，可选择西咪替丁 0.8g/d 或法莫替丁 40mg/d，溶于 500mL 葡萄糖中，静脉滴注。也可选用质子泵抑制剂奥美拉唑 40mg/d 加入补液中滴注；③内镜下局部止血，可选用局部喷洒 1‰肾上腺素液、5% 孟氏液、凝血酶 500～1000u 或巴曲亭 1～2ku。或者于出血病灶注射 1% 乙氧硬化醇、高渗盐水肾上腺素或立止血。或者应用电凝、微波、激光止血，常可获得良好的疗效。

以下情况考虑紧急或近期内外科手术治疗：①中老年患者，原有高血压、动脉硬化，一旦大出血，不易停止；②多次大量出血的消化性溃疡；③持续出血不止，虽经积极治疗措施未见效；④大量出血合并幽门梗阻或穿孔，内科治疗多无效果。

10. 消化性溃疡并发穿孔如何处理？

胃十二指肠溃疡一旦并发急性穿孔，应禁食，放置胃管抽吸胃内容物，防止腹腔继发感染。无腹膜炎发生的小穿孔，可采用非手术疗法。饱食后发生穿孔，常伴有弥漫性腹膜炎，需在 6～12 小时内施行急诊手术。慢性穿孔进展较缓慢，穿孔毗邻脏器，可引起粘连和瘘管形成，必须外科手术。

11. 消化性溃疡出现幽门梗阻如何治疗？

功能性或器质性幽门梗阻的初期，其治疗方法基本相同，包括：①静脉输液，以纠正水、电解质代谢紊乱或代谢性碱中毒；②放置胃管连续抽吸胃内潴留物 72 小时后，于每日晚餐后 4 小时行胃灌洗术，以解除胃潴留和恢复胃张力；③经胃灌洗术后，如胃潴留已少于 200 毫升，表示胃排空已接近正常，可给流质饮食；④消瘦和营养状态极差者，宜及早予以全肠外营养疗法；⑤口服或注射组胺 H_2 受体拮抗剂或质子泵抑制剂；⑥应用促进胃动力药如多潘立酮或西沙必利，但禁用抗胆碱能药物如何托品、颠茄类，因此类药物能使胃松弛和胃排空减弱而加重胃潴留。

12. 消化性溃疡在什么情况下行外科手术治疗？

大多数的消化性溃疡，经过内科积极治疗后，症状缓解，溃疡愈合，如能根除幽门螺杆菌感染和坚持药物维持治疗，可以防止溃疡复发。外科手术治疗主要适用于：①急性溃疡穿孔；②穿透性溃疡；③大量或反复出血，内科治疗无效者；④器质性幽门梗阻；⑤胃溃疡癌变或癌变不能除外者；⑥顽固性或难治性溃疡，如幽门管溃疡、球后溃疡多属此类。

13. 如何预防消化性溃疡发生？

去除和避免诱发消化性溃疡发病的因素甚为重要，如精神刺激、过度劳累、生活无规律、饮食不调、吸烟与酗酒等。消化性溃疡经药物治疗后达到症状缓解、溃疡愈合，仍需要继续给予维持量的药物治疗 1 ~ 2 年，对预防溃疡复发有积极意义。幽门螺杆菌相关性胃十二指肠溃疡，在应用降低胃酸药物的同时，给予有效的抗菌药物，根除幽门螺杆菌感染也是预防溃疡复发的重要环节。此外，促胃液素瘤或多发性内分泌腺瘤、甲状旁腺功能亢进症、Meckel 憩室、Barrett 食管等疾病常可伴发消化性溃疡，应予及时治疗。

14. 消化性溃疡预后如何？

消化性溃疡是一种具有反复发作倾向的慢性病，病程长者可达一二十年或更长；但经多次发作后不再发作者也不在少数。许多患者尽管一再发作，然后始终无并发症发生；也有不少患者症状较轻而不被注意，或不经药物治疗而愈。由此可见，在多数患者，本病是预后良好的病理过程。但高龄患者一旦并发大量出血，病情常较凶险，不经恰当处理，病死率可高达 30% 。球后溃疡较多发生大量出血和穿孔。消化性溃疡并发幽门梗阻、大量出血者，以后再发生幽门梗阻和大量出血的机会增加。少数胃溃疡患者可发生癌变，其预后显然变差。

（高浩源　杨德利）

第八章 胃 癌

第一节 胃癌的基础知识

1. 什么是胃癌？

胃癌是指发生在胃上皮组织的恶性肿瘤。我国胃癌发病率高，其死亡率又占各种恶性肿瘤之首位，因此，胃癌是一个严重危害我国人民健康的常见病，应引起重视。胃癌属于中医学的"伏梁""积聚""胃脘痛""噎塞"及"胃反"等范畴。

2. 胃癌的常见发病因有哪些？

虽然胃癌的病因迄今未阐明，但已认识到幽门螺杆菌感染、环境因素、遗传因素、癌前病变和癌前状态等多种因素会影响胃黏膜上皮细胞增生和凋亡的调控作用，共同参与胃癌的发病。

3. 哪些人容易患胃癌？

随着年龄的增加患胃癌的概率逐渐增加，55 岁以上为胃癌的高发年龄。男性患胃癌的概率大约是女性的 2 倍。高盐、高脂、低维生素饮食会增加患胃癌的风险；酸菜、泡菜容易形成亚硝酸盐，从而导致癌变；被真菌污染的食物或熏、油炸食品也可导致癌变。胃部良性疾病如胃溃疡、胃息肉、萎缩性胃炎、胃黏膜肠上皮化生或不典型增生等如果没有得到适当的治疗，随着时间的延长会增加癌变的风险。胃部手术史、恶性贫血、吸烟、幽门螺杆菌感染、胃癌家族史也会增加胃癌的风险。

4. 胃癌是如何形成的?

在正常情况下，胃黏膜上皮细胞增生和凋亡间保持动态平衡，这是其结构完整和功能健全的基础。这种平衡有赖于癌基因、抑癌基因，以及某些调节肽等的调控，一旦失控，癌基因被激活而抑癌基因被抑制，使增生加快，DNA 损伤增加但得不到修复，产生非整倍体，而凋亡机制不能相应启动，使细胞获永生，则可能逐渐进展到癌。

5. 胃癌和幽门螺杆菌感染有什么关系?

随着研究的深入，幽门螺杆菌感染被认为和胃癌的发生有一定的关系。1994 年，世界卫生组织属下的国际癌肿研究机构已将其列为人类胃癌的 I 类致癌原。大量流行病学资料提示幽门螺杆菌是胃癌发病的危险因素，在实验研究中，已成功地以幽门螺杆菌直接诱发蒙古沙鼠发生胃癌。幽门螺杆菌具有黏附性，其分泌的毒素有致病性，导致胃黏膜病变，自活动性浅表性炎症发展为萎缩、肠化和不典型增生，在此基础上易发生癌变。幽门螺杆菌还是一种硝酸盐还原剂，具有催化亚硝化作用而起致癌作用。幽门螺杆菌感染后若干年，甚至二三十年后可能诱发胃癌。

还有许多问题尚不清楚，正常人有相当高的幽门螺杆菌感染率，但患胃癌者毕竟是少数，且相当一部分胃癌患者并无幽门螺杆菌感染。因此，幽门螺杆菌感染既不是唯一的，也不是必需的致癌因子。

6. 幽门螺杆菌感染引起胃癌的过程如何?

幽门螺杆菌与胃癌的发生密切相关，现已基本肯定幽门螺杆菌胃癌发病的关系过程是：幽门螺杆菌→急性胃炎→浅表性胃炎→萎缩性胃炎→胃黏膜萎缩→肠化生及不典型增生→胃癌。

7. 幽门螺杆菌感染引起胃癌的证据有哪些?

流行病学的研究认为胃癌的发生与幽门螺杆菌的流行情况有许多相似之处：①幽门螺杆菌感染率与胃癌发生率呈明显正相关，幽门螺杆菌感染者其胃癌风险值增加；②幽门螺杆菌感染与胃癌的发生都随着年龄的增加而增加；③幽门螺杆菌感染与胃癌的发生都与人群的经济状况、社会地位及卫生条件有关；④种族方面：二者在黑人中发病率均高；⑤从胃癌发生的部位来看，幽门螺杆菌主要定居于胃窦，这与胃癌的好发部位是一致的。

越来越多的研究表明，幽门螺杆菌感染与胃癌的发生有较密切的联系。很多人对有关幽门螺杆菌感染患者胃癌易感性进行了研究：①大量的流行病学调查资料表明，胃癌高发区幽门螺杆菌感染率显著高于低发区；②前瞻性研究表明，幽门螺杆菌阳性者在随访的 1~4 年，患胃癌的危险性较幽门螺杆菌阴性者增加 3 倍以上；③在社会经济状况较低的人群中有着较高的幽门螺杆菌感染率，同时也发现胃癌危险性增加，两者似乎有相同的社会经济背景，有人认为，世界范围内胃癌发病率的下降，至少部分与社会经济条件改善、幽门螺杆菌感染率下降有关；④儿童时期居住过分拥挤与成年后胃癌危险性增加有关，据推测可能是在居住稠密的人群，幽门螺杆菌更易于传播，从而也增加了患胃癌的危险性；⑤幽门螺杆菌阳性患者胃黏膜肠上皮化生率显著高于幽门螺杆菌阴性患者，说明幽门螺杆菌可能对肠化生的形成有促进作用；⑥胃癌患者幽门螺杆菌感染率显著高于正常对照组及其他肿瘤患者。

也有人认为，慢性胃炎能缓慢发展为胃黏膜萎缩，且随年龄的增加而加重，发生胃癌的危险性也显著增加。伴有明显萎缩性病变的慢性胃炎常见于幽门螺杆菌初发年龄较早的人群，其可能的解释为这些人有足够的时间发展为萎缩性病变。伴有重度萎缩的慢性胃窦炎患者，发生胃癌的危险性将比普通人高出 18 倍。而伴有胃窦、胃体重度萎缩的全胃炎患者发生胃癌的危险性要比正常人高出几十倍。因此，有人提出至少在某些病例，胃癌是幽门螺杆菌感染的一种晚期并发症。

流行病学调查研究表明：胃癌高发区，也是幽门螺杆菌感染高发区，而且感染的年龄很早。有调查资料表明：胃癌死亡率由低到高的地区，幽门螺杆菌感染率亦由 63% 上升至 96%。幽门螺杆菌感染者其胃癌发生的风险值较非感染者高。国内有一项大的前瞻性研究调查了 18244 名自然人群，随访 10 年，幽门螺杆菌阳性者较幽门螺杆菌阴性者胃癌发生率高。然而亦有一些流行病学调查却显示不同的结果，即胃癌的发病率与幽门螺杆菌感染无明显的关系。

8. 幽门螺杆菌感染是如何引起胃癌的？

流行病学的调查只是反映幽门螺杆菌与胃癌发生的相关比，尚无证据证明幽门螺杆菌感染是如何引起胃癌的发生的。幽门螺杆菌本身并不分泌致癌物，它导致胃癌的发生是一种间接的形式，如幽门螺杆菌所含的空泡毒素、尿素酶等毒力因子可损伤胃黏膜细胞，造成黏液排空，上皮脱落，电镜下可见胃黏膜细胞肿胀，细胞内质网系统扩张。幽门螺杆菌引起炎症反应并释放炎性介质，致使细胞增生加快，增生活跃的细胞 DNA 合成旺盛，易受基因毒致癌物的损伤而发生细胞突变、缺失，而导致细胞癌变。幽门螺杆菌感染首先引起胃黏膜的炎症改变，长期的慢性炎症将导致胃黏膜向胃癌方向演化。Correa 描述了胃癌发生的自然病史，由正常胃黏膜→浅表性胃炎→萎缩性胃炎→肠上皮化生→非典型增生→胃癌。幽门螺杆菌感染与肠型胃癌和弥漫性胃癌都有关，但一般认为与肠型胃癌关系更为密切。但这是一个漫长的过程，幽门螺杆菌只是作为许多致癌因子之一而作用于这一过程的某一阶段。幽门螺杆菌感染是肠化及异型增生的重要因素，早期感染幽门螺杆菌可以导致并加速肠化生及异型增生的发生，促使正常胃黏膜向胃癌方向演化。国内外都有研究报道，在幽门螺杆菌根除之后，部分肠化生和异型增生可以逆转。如果幽门螺杆菌感染持续存在，则幽门螺杆菌感染对胃黏膜造成的损伤可以改变幽门螺杆菌本身的生存环境，虽然在相当一部分胃黏膜肠化的早期阶段可以检出幽门螺杆菌，但随着病变的加重，幽门螺杆菌不能适应环境的改变而最终消亡，这就是人们认为幽门螺杆菌不能定居在肠化生部位的原因。

Parsonnet 提出幽门螺杆菌导致胃癌的三种假说：①细胞的代谢产物直接转化胃黏膜；②类似病毒的致病机制，幽门螺杆菌的 DNA 整合到宿主胃黏膜细胞中，引起转化；③幽门螺杆菌引起炎症反应，而炎症有基因毒作用。以上的研究大都支持第三种学说。其研究结果表明与幽门螺杆菌引起的炎症有关。最近报道，将幽门螺杆菌感染蒙古沙鼠于 1~1.5 年之后成功地诱发胃癌，而且是经过了炎症细胞浸润→萎缩性胃炎→肠上皮化生→非典型增生→胃癌的演化过程。目前也有人试图将幽门螺杆菌 - DNA 整合到胃黏膜细胞染色体中，以此来阐明幽门螺杆菌致胃癌的机制，但至今尚未见到成功的报道。关于幽门螺杆菌如何引起胃黏膜转化，包括对细胞膜、细胞质的传导以及对 DNA 的合成转录等方面的直接或间接影响，都有待今后做更多更深入的研究。

幽门螺杆菌感染在胃癌发病中的作用日益受到重视。血清学回顾性调查发现，幽门螺杆菌阳性者发生胃癌的危险是阴性者的 8 倍；某些发展中国家胃癌发病率高，幽门螺杆菌感染率也高；发达国家胃癌发病率低，幽门螺杆菌感染率也低；社会经济地位低下者胃癌发病率高，幽门螺杆菌感染率也高；幽门螺杆菌高流行的国家和地区，胃癌的发生率也很高。提示幽门螺杆菌感染与胃癌的发生有关。目前认为胃黏膜发生癌变的过程如下：正常胃黏膜→慢性活动性胃炎→慢性萎缩性胃炎→肠化生→不典型增生→癌变。幽门螺杆菌感染与其中每一步骤均有关联。幽门螺杆菌代谢所产生的多种酶类和毒素造成细胞 DNA 损害，继而招致一些基因抑制物减弱和癌基因表达，产生内源性突变，通过复制错误，基因突变致癌。虽有很多间接证据提示幽门螺杆菌感染与胃癌的发生有密切关系，但尚缺乏有说服力的实验加以证实。幽门螺杆菌并非胃癌的特异病因，还有其他促进因素（环境、饮食、遗传等），且只有长期的慢性感染才会使胃癌发生的危险增加。

9. 研究胃癌与幽门螺杆菌感染的关系有何意义？

尽管很多临床及流行病学调查资料表明幽门螺杆菌与胃癌的发生有关，但仍有很多矛盾和不能圆满解释的地方。如正常人群中有相当高的幽门螺杆菌阳性率，但患胃癌者毕竟是少数，而相当部分的胃癌并无幽门螺杆菌感染。非洲地区有着较高的幽门螺杆菌感染率，但胃癌发病率却相对较低。不论幽门螺杆菌与胃癌间是否有着明显的因果关系，幽门螺杆菌的发现，毕竟给胃癌病因学研究开辟了新的途径，为胃癌的一级预防增加了新的内容。美国和日本已开始了胃癌高发区的幽门螺杆菌干预性治疗，这项前瞻性研究定将给幽门螺杆菌与胃癌关系提供更有力的证据。国内也开始这方面的工作，尽快建立幽门螺杆菌诱发或促发胃癌的动物模型也势在必行。由于幽门螺杆菌既易诊断，又可治疗，研究胃癌与幽门螺杆菌的关系无疑将有着光明的前景。

10. 胃癌的发病与环境因素有关系吗？

观察发现，从高发区移民到低发区定居者，第 1 代仍保持对胃癌的高易感性，第 2 代则有显著的下降趋势，而第 3 代发生胃癌危险性基本接近当地的居民。这提示胃癌的发病和环境因素有关，其中最主要的是饮食因素。流行病学家指出，多吃新鲜蔬菜、水果、乳制品，可降低胃癌发生的危险性，而多吃霉粮、霉制食品、咸菜、烟熏及腌制鱼肉，以及过多摄入食盐，则可增加危险性。如长期吃含高浓度硝酸盐的食物（如烟熏和腌制烟熏鱼肉、咸菜等）后，硝酸盐可在胃内被细菌的还原酶转变成亚硝酸盐，再与胺结合成致癌的亚硝酸胺。细菌可伴随部分腐败的不新鲜食物进入胃内，慢性胃炎或胃部分切除术后胃酸分泌低也可有细菌大量繁殖。老年人因胃酸分泌腺的萎缩也常引起胃酸分泌低而利于细菌的生长。正常人胃内细菌少于 $10^3/mL$，在上述情况下细菌可增生至 $10^6/mL$ 以上，这样就会产生大量的亚硝酸盐类致癌物质。致癌物质长期作用于胃黏膜可致癌变。

11. 胃癌遗传吗？

胃癌不是遗传性疾病，但遗传素质对胃癌的发病亦很重要，胃癌有家族聚集现象，以及可发生于同卵同胞，支持了这种看法。而更多学者认为遗传素质使致癌物质对易感者更易致癌。

12. 胃癌传染吗？

胃癌不会传染，其他肿瘤也不会传染。至今没有任何肿瘤会传染的证据。近期，网络上流传的"胃癌可以传染，传染的源头是幽门螺杆菌感染"是不科学的。幽门螺杆菌可以传染，并可以引起胃炎，如果胃炎持续下去，多年或者几十年以后，仅有少部分感染者可以转变为胃恶性肿瘤。

（梁建伟　孙士海）

第二节 胃癌的诊断

1. 何谓早期胃癌？

早期胃癌是指局限而深度不超过黏膜下层的胃癌，且不论其有无局部淋巴结转移。判断早期胃癌的标准不是其面积的大小和是否有局部淋巴结转移，而是其深度。

2. 早期胃癌有哪些表现？

早期胃癌多无症状，也无体征。有些患者出现轻度非特异性消化不良症状（如胃痛、上腹部不适、进食减少等），但很难归咎于癌所引起。

3. 何谓进展期胃癌？

进展期胃癌深度超过黏膜下层，已侵入肌层者称中期，如已侵及浆膜层或浆膜层外组织者称晚期。形态类型仍沿用Borrmann分型法：①Ⅰ型，即息肉型，肿瘤向胃腔内生长隆起，不多见；②Ⅱ型，即溃疡型，单个或多个溃疡，边缘隆起，与黏膜分界清晰，常见；③Ⅲ型，又称溃疡浸润型，隆起而有结节状的边缘向四周浸润，与正常黏膜无清晰的分界，最常见；④Ⅳ型，又称弥漫浸润型，癌发生于黏膜表层之下，向四周浸润扩散，伴纤维组织增生，少见，如主要在胃窦，可造成狭窄，如累积整个胃，则使胃变成一固定而不能扩张的小胃，称皮革状胃。

4. 进展期胃癌有哪些症状？

进展期胃癌最早出现的症状是上腹痛，常同时有胃纳差，体重减轻。腹痛开始可仅有上腹饱胀不适，餐后更甚，继之有隐痛不适，偶呈节律性溃疡样疼痛，最后疼痛呈持续性而不缓解。这些症状多见于小弯溃疡型癌。患者常有易饱感，即患者有饥饿感，但稍一进食即感饱胀不适，是胃壁受累的表现，皮革状胃时此症状尤为突出。发生并发症或转移时可出现一些特殊的症状。贲门癌累及食管下端时可出现咽下困难。胃窦癌引起幽门梗阻时可有恶心呕吐，溃疡型癌有出血时可引起黑粪甚或呕血。转移至肺并累及胸膜产生积液时可有咳嗽和呼吸困难。转移至肝及腹膜而产生腹水时则有腹胀满不适。转移至骨骼剧痛，剧烈而持续性上腹痛放射至背部时表示肿瘤已穿透入胰腺。

5. 胃癌好发生于何部位？

根据上海、北京等城市 1686 例的统计，胃腺癌的好发部位依次为胃窦（58%）、贲门（20%）、胃体（15%）、全胃或大部分胃（7%）。

6. 胃癌组织病理学分哪几种类型？

胃癌按癌细胞的分化程度可分为分化良好、分化中等和分化差的组织学类型。按腺体的形成及黏液分泌能力，又可分为：①管状腺癌，分化良好，如向胃腔呈乳突状，称乳突状腺癌；②黏液腺癌，一般分化好，如所分泌黏液在间质大量积聚，称胶质癌；如果癌细胞含大量黏液而把细胞核挤在一边，称印戒细胞癌；③髓质癌，癌细胞堆积成索条状或块状，腺管少，一般分化差；④弥散型癌，癌细胞呈弥散分布，不含黏液也不聚集成团块，分化差。Lauren 按肿瘤起源，将之分成肠型和弥散型。肠型源于肠腺化生；弥散型源于黏膜上皮细胞，与肠腺化生无关。Ming 按肿瘤生长方式将其分成膨胀型和浸润型。

7. 胃癌转移途径有哪些？

胃癌有四种扩散形式：①直接蔓延扩散至相邻器官；②淋巴转移，先累及局部继累及远处淋巴结最常见，胃的淋巴系统与左锁骨上淋巴结相连接，转移到该处时特称 Virchow 淋巴结；③血行播散，常转移到肝脏，其次可累及腹膜、肺、肾上腺、肾脏、脑，也可累及卵巢、骨髓及皮肤，但较少见；④腹腔内种植，癌细胞从浆膜层脱落入腹腔，移植于肠壁和盆腔，多见的有在直肠周围形成一结节性板样肿块，如移植于卵巢，则称 Krukenberg 瘤。

8. 胃癌的体征有哪些？

早期胃癌可无任何体征，中晚期胃癌体征中以上腹部压痛最常见。1/3 患者可扪及结节状肿块，坚实而移动、多位于腹部偏右相当于胃窦处，有压痛。胃体肿瘤有时可触及，但在贲门者则不能扪到。转移到肝脏可使之肿大并可扪到结实结节，腹膜有转移时可发生腹水，出现移动性浊音。有远处淋巴结转移时可摸到 Virchow 淋巴结，质硬而不能移动。肛门指检在直肠膀胱间凹陷可摸到一架板样肿块。在脐孔处也可扪到坚硬结节，并发 Krukenberg 瘤时阴道指检可扪到两侧卵巢肿大，常伴阴道出血。某些胃癌患者可出现伴癌综合征，包括反复发作性血栓静脉炎（Trousseau 征）、黑棘皮病（皮肤褶皱处有色素沉着，尤其在两腋）、皮肌炎、膜性肾病、微血管病性溶血性贫血等，这些有时可在胃癌被察觉之前出现。

9. 如何筛查胃癌？

粪便隐血试验常呈持续阳性，检测方便，有辅助诊断的意义。有学者将之作为胃癌筛检的首选方法。随着胃镜检查的普及，多数专家认为胃镜检查是胃癌筛检的最佳方法。

10. X 线钡餐检查对胃癌的诊断有何价值？

X 线检查对胃癌的诊断依然有较大的价值。近年来随着应用气钡双重对比法、压迫法和低张造影技术，并采用高密度钡粉，能清楚地显示黏膜的精细结构，有利于发现微小的病变。

11. 胃镜检查是诊断胃癌的最好方法吗？

胃镜检查结合黏膜活检，是目前最可靠的诊断手段。有经验的内镜医师对胃癌的确诊率可达 95% 以上，为此要多取活检标本。对早期胃癌，胃镜检查更是诊断的最佳方法。镜下早期胃癌可呈现一片变色的黏膜，或局部黏膜呈颗粒状粗糙不平，或呈现轻微的变化，均要做活检。镜下可估计癌的大小，小于 1cm 者称小胃癌，小于 0.5cm 者称微小胃癌。

12. 如何早期发现和诊断胃癌？

早期诊断是根治胃癌的前提。要达到此目的，应对下列情况及早或定期进行胃镜检查：①40 岁以上，特别是男性，近期内出现消化不良者，或突然出现呕血或黑粪者；②拟诊为良性溃疡，反复发作者；③已知慢性萎缩性胃炎，尤其是伴肠化及不典型增生者，应制订定期随访计划；④胃溃疡经两个月治疗无效，X 线检查显示溃疡反而增大者，应即行胃镜检查；⑤X 线检查发现胃息肉者，应做胃镜检查；⑥胃切除术后 15 年以上，应每年定期随访。

13. 胃癌需要与哪些疾病相鉴别？

胃癌需与胃溃疡、胃内单纯性息肉、良性肿瘤、肉瘤、胃内慢性炎症等相鉴别。鉴别诊断主要依靠 X 线钡餐检查、胃镜和活组织病理检查。

14. 胃癌有哪些并发症？

胃癌的并发症：①出血：约5%胃癌患者可发生大出血，表现为呕血和（或）黑粪，偶为首发症状。②幽门或贲门梗阻：决定于胃癌的部位。③穿孔：比良性溃疡少见，多发生于幽门前区的溃疡型癌。

（梁建伟　孙士海）

第三节　胃癌的治疗

1. 得了胃癌怎么办？

患病的心情始终是一样的，特别是患了癌症，病急乱投医是普遍的现象。其实，胃癌不是绝症，发现越早，治愈率越高。如果确诊时，已经是中晚期胃癌，也不要着急，一定要冷静对待，去正规医院找相关的专科医生咨询，必要时进行会诊，以确定病情和采取正确的治疗方法。

2. 早期胃癌能治好吗？

癌症因为其特殊性，没有所谓根治的概念，一般如果超过5年没有复发，就可以说是治好了。对于早期胃癌，由正规的专科医院及综合性医院的专业科室，专科医师所进行的标准规范的内镜或外科手术，术后患者5年生存率可达90%；如果胃癌仅限于胃壁的黏膜层，5年的生存率可达95%。也就是说，九成以上的早期胃癌患者经过治疗可以至少生存5年，10年，20年，与正常人一样健康长寿的患者也是有的。

3. 胃癌晚期如何治疗？

胃癌晚期患者死亡的原因主要是感染和恶病质导致的多脏器功能衰竭，所以治疗主要是针对这两个方面。对不能手术的晚期胃癌患者而言，应视每个患者的具体情况采取相应的治疗措施，可采取化疗、中草药或介入治疗，更要强调，因为患者进食少，应给予营养，如脂肪乳、氨基酸、清蛋白等支持治疗，有条件者，还可以应用某些免疫增强剂。

4. 胃癌患者的生存期有多长？

这是许多人都会问的一个问题。早期胃癌只累及黏膜层者预后佳，手术切除后 5 年存活率可达 95% 以上，如已累及黏膜下层，因常有局部淋巴结转移，预后稍差，5 年存活率约 80%。早期胃癌发展慢，有时可长期（甚至几年）停留在黏膜而不向深处发展。早期胃癌转变为晚期胃癌的规律，目前尚不清楚。进展期胃癌如任其发展，一般从症状出现到死亡，平均约 1 年。晚期癌症或手术、放化疗结束后出现转移、复发者，其生存期短者 3 个月，长者仅 1 年。

5. 胃癌最佳治疗方式是手术吗？

手术治疗是目前唯一有可能根治胃癌的手段。手术效果取决于胃癌的病期、癌侵袭深度和扩散范围。对早期胃癌，胃部分切除术属首选，如已有局部淋巴转移，亦应同时加以清扫，仍有良好效果。对进展期患者，如未发现有远处转移，应尽可能手术切除，有些需做扩大根治手术。对已有远处转移者，一般不做胃切除，仅做姑息手术以保证消化道通畅和改善营养。

6. 胃癌哪些情况适合内镜下治疗？

对不易手术的早期胃癌还可以在内镜下用电灼、激光，或微波做局部灼除，或做剥离活检切除，但因早期胃癌可有局部淋巴结转移，故不如手术可靠。中、晚期癌不能手术者亦可在内镜下激光、微波或局部注射抗肿瘤药、无水乙醇或免疫增强剂等治疗；对贲门部肿瘤而梗阻者，可行支架植入术。

7. 胃癌哪些情况适合化学治疗？

抗肿瘤药常用以辅助手术治疗，在术前、术中及术后使用，以抑制癌细胞的扩散和杀伤残存的癌细胞，从而提高手术效果，一般早期癌术后不化疗，中晚期癌能被手术切除者必须给化疗，常在术后 2~4 周开始，按情况单一药物或采用联合化疗。凡未做根治性切除的患者或不能施行手术者，可试用联合化疗。还有经股动脉插管到相应动脉支进行介入性动脉化疗者，药物的不良反应较全身用药者为小，但为侵入性治疗，且操作较频繁。

（梁建伟　王纪坤）

第四节　胃癌的预防

1. 哪些人是胃癌的高危人群？

胃癌的高危人群：①患有癌前疾病和癌前病变：癌前疾病是指有癌变倾向的良性疾病。癌前病变状主要指的是胃镜活检胃黏膜不典型增生和大肠型肠化病理类型状态。②不良饮食习惯。③长期酗酒及吸烟：酒精可使黏膜细胞发生改变而致癌变。吸烟也是胃癌很强的危险因素，青少年时期开始吸烟者危险性最大。④有胃癌或食管癌家族史：患者家属中胃癌发病率比正常人群高

$2 \sim 3$ 倍。⑤长期心理状态不佳：如压抑、忧愁、思念、孤独、抑郁、憎恨、厌恶、自卑、自责、罪恶感、人际关系紧张、精神崩溃、生闷气等，胃癌危险性明显升高。⑥某些特殊职业：长期暴露于硫酸、尘雾、铅、石棉、除草剂者及金属行业工人，胃癌风险明显升高。⑦地质、水质含有害物质：地质为火山岩、高泥炭、有深大断层的地区，水中 Ca/SO_4 比值小，而镍、硒和钴含量高。火山岩中含有较高含量的 3，4 苯并芘，泥炭中有机氮等亚硝胺前体含量较高，易损伤胃黏膜。硒和钴也可引起胃损害，镍可促进 3，4 - 苯并芘的致癌作用。⑧幽门螺旋杆菌感染：有研究称约半数胃癌与幽门螺杆菌感染有关。国人约 50% 感染该菌，但仅 0.03% 的人群患胃癌。

2. 哪些不良饮食习惯易患胃癌？

如饮食不规律、吃饭快速、喜高盐/热烫食品，喜食致癌物质亚硝酸盐含量高的腌制、熏制、干海货、隔夜菜，喜食烧烤的红肉、常食用霉变食物、少食新鲜蔬菜等。

3. 哪些病变是胃癌癌前病变？

癌前病变是指易恶变的全身性或局部的疾病或状态，而据长期临床观察，胃癌的癌前病变有：①慢性萎缩性胃炎，癌变率可达 10% ；②胃息肉，增生型者不发生癌，但腺瘤型者则能，广基腺瘤型息肉 $>2cm$ 者易癌变；③恶性贫血胃体有显著萎缩者；④少数慢性胃溃疡患者，癌变率低于 3% ；⑤胃部分切除者，残胃癌变率可达 $0.3\% \sim 10\%$ ，特别是行胃大部切除术后者，癌变常在术后 15 年以上发生；⑥其他癌前病变，如巨大胃黏膜肥厚症，疣状胃炎等。

4. 什么是胃癌的癌前状态?

癌前状态是指较易转变成癌组织的病理组织学变化。胃黏膜肠上皮化生和不典型增生被视为胃癌的癌前状态,胃黏膜可被肠型黏膜所代替,即所谓胃黏膜的上皮化生。胃黏膜上皮化生有小肠型和大肠型。大肠型又称不完全肠化,推测其酶系统不健全而使被吸收的致癌物质在局部累积,导致细胞的不典型增生而可发生突变成癌。

5. 什么是胃黏膜异型增生?

异型增生又称不典型增生,是指胃黏膜上皮偏离了正常生长和分化的病理学变化,包括细胞异型,结构紊乱和分化异常。常见于萎缩性胃炎、胃溃疡边缘和胃癌旁组织,是公认的胃癌前病变。目前异型增生分级尚不统一,有一定主观性。国内分轻中重3级。内镜随访结果表明,其癌变率分别为:轻度 2.5%,中度 4%~8%,重度 10%~83%。

Jass 将异型增生分为 2 型,认为皆与不完全肠化有关。Ⅰ型停顿在未分化细胞水平与肠型高分化腺癌并存。Ⅱ型停顿于中间型水平,常与肠型低分化腺癌并存。国内将异型增生分为腺瘤型、隐窝型和再生型,后者癌变率较低。近年又发现球样异型增生,并认定与印戒细胞癌关系密切;又分 2 个亚型,Ⅰ型细胞内以中性黏液为主,多发生在胃固有腺体颈部;Ⅱ型多发生在肠化腺管隐窝部。此外,尚发现一种非肠化型异型增生可能是弥漫性胃癌的癌前病变。相当一部分胃癌尚未找到相应的癌前病变。

大量临床观察资料表明,异型增生未必一定癌变,其发展方向可能有三:①逆转。②长期无变化。③由轻至重,最后癌变。

6. 什么是胃黏膜肠上皮化生？

慢性胃炎时，胃黏膜上皮转变为含有帕内特细胞或杯状细胞的小肠或大肠黏膜上皮组织，称为肠上皮化生（简称肠化生），是一种比较常见的现象，肠化常见于慢性胃炎特别是萎缩性胃炎、胃溃疡边缘和癌旁组织。特别是在高龄人更为多见。肠上皮化生常常合并于慢性胃炎，特别是慢性萎缩性胃炎。由于胃病检查技术的发展，特别是胃镜的应用，早期胃癌的大量发现与研究认为，胃黏膜肠上皮化生与胃癌有密切关系。由于萎缩性胃炎并肠上皮化生与胃癌发生关系密切，故临床上对此种患者应高度重视，长期随访，定时复查，以防癌变。

7. 什么是胃黏膜上皮内瘤变？

上皮内瘤变又称上皮内瘤，是目前临床病理诊断中常用的一种诊断术语，并且涵盖了多个器官上皮性组织的非典型增生或异形增生性病变，所涉及的器官有宫颈、前列腺、宫内膜和消化系统的食管、胃肠等器官。上皮内瘤变是上皮恶性肿瘤发生前的一个特殊阶段，上皮内瘤变在细胞形态学和细胞排列方式上较正常组织有明显的改变，其遗传学上也存在基因克隆性改变，生物学行为上具有一定的侵袭性。

上皮内瘤变分为低级别上皮内瘤变和高级别上皮内瘤变。低级别上皮内瘤变是指结构和细胞学异常限于上皮的下半部，相当于轻度和中度异型增生。高级别上皮内瘤变则指结构和细胞学异常扩展到上皮的上半部，乃至全层，相当于重度异型增生和原位癌。那些形态学上缺乏浸润进入黏膜下层依据的癌都归入高级别上皮内瘤变。高级别上皮内瘤变，具备与肿瘤细胞相类似的生物学特征，有发展为肿瘤细胞的潜在趋势，但仍然属于良性病变，采取相应干预措施可使其发展停止，甚至逆转。提出高级别上皮内瘤变这个名称比原位腺癌更为合适，黏膜内瘤变比黏膜内腺癌更为恰当。目的是避免过度治疗，防止对人体造成不必要的损伤而影响预后及生存质量。

世界卫生组织（WHO）肿瘤新分类中胃黏膜上皮内瘤变包括胃黏膜上皮结构上和细胞学上两方面的异常。结构异常指上皮排列紊乱和正常细胞极性丧失；细胞学异常指细胞核不规则、深染，核浆比例增高和核分裂活性增加。WHO 工作小组将上皮内瘤变分为 2 级，即低级别上皮内瘤变和高级别上皮内瘤变。广义来说，"不典型增生" 就是上皮内瘤变。从狭义上来讲，不典型增生不完全等同于上皮内瘤变，因为细胞学上的不典型可以是反应性或修复性改变，也可以是肿瘤性改变。"异型增生" 可以看作上皮内瘤变的同义词，但是异型增生侧重于形态学改变，上皮内瘤变更强调肿瘤演进的过程。上皮内瘤变的范围比异型增生更广泛。异型增生通常分为轻、中、重三级。低级别上皮内瘤变指上皮结构和细胞学异常限于上皮的下半部，相当于轻度和重度异型增生。高级别上皮内瘤变指上皮结构和细胞学异常扩展到上皮的上半部，乃至全层，相当于重度异型增生和原位癌。根据大量随访资料，发现低级别上皮内瘤变和高级别上皮内瘤变，发展为浸润性癌的概率分别为 0 ~ 15% 和 25% ~ 85%。对于上皮内瘤变的治疗建议是：低级别上皮内瘤变应该进行随访，必要时可以进行内镜下切除；高级别上皮内瘤变应结合胃镜所见确定内镜下治疗或手术治疗。

8. 预防胃癌的措施有哪些?

（1）不要吃霉变的食物：我们在日常生活中常常会遇到发霉变质的食品，霉变是由污染霉菌所引起，霉菌中有些是产毒真菌，是很强的致癌物质，同时有些食物在产毒真菌作用下会产生大量的亚硝酸盐和二级胺，进入机体后在一定条件下，可合成亚硝胺类化合物而致癌。

（2）要尽量多吃新鲜蔬菜和水果：多吃含维生素 A、B、E 的食物，适当加强蛋白质摄入，从而保护胃黏膜。

（3）保护食用水的卫生：因为被污染的水源中含多种致癌的金属离子，所以一定要用正规的自来水，农村地区尽量使用井水。

（4）要养成良好的饮食习惯：若饮食不定时定量、暴饮暴食、进食过快或过烫，对胃会产生损伤性的刺激，也可导致为胃癌的发生，同时食盐摄入量大、进餐时好生闷气与胃癌也有关系。

（5）少吃或不吃腌菜：腌菜中含有大量的亚硝酸盐和二级胺，在胃内适宜酸度或细菌的作用下，能合成亚硝胺类化合物，这类化合物是很强的致癌物质。所以食品要新鲜，提倡用冰箱冷藏。

（6）不吃或少吃烟熏和油煎食物：熏鱼和熏肉中含有大量的致癌物质，如 3，4 - 苯并芘和环芳烃。油炸、烘烤、烧焦食物和重复使用的高温食油中也含有此类致癌物质，所以应尽量少食用。

（7）不吸烟、少饮酒：吸烟与胃癌有一定的关系，因为烟雾中含有苯并芘、多环芳香烃、二苯并卡唑等多种致癌和促癌物质，可导致食管癌和胃癌的发生。酒精本身虽不是致癌物质，但烈性酒会刺激胃黏膜，损伤黏膜组织，促进致癌物质的吸收。如果饮酒同时吸烟，其危害性更大，因为酒精可增强细胞膜的通透性，从而加强对烟雾中致癌物质的吸收。

（8）积极治疗癌前病变：萎缩性胃炎与胃癌有较密切的关系，是癌前病变；由胃溃疡恶变的胃癌占 5% ~ 10%；胃多发性腺瘤性息肉的癌变较单发性息肉多见，息肉直径超过 2 厘米显示有恶变倾向；恶性贫血与胃癌也有一定的关系。所以患萎缩性胃炎、胃溃疡、胃多发性腺瘤性息肉、恶性贫血的人，必须经常到医院检查治疗，消除癌前病变，预防胃癌的发生。

9. 为预防胃癌，哪些人群需要根除幽门螺杆菌？

幽门螺杆菌感染是胃癌最重要危险因素，根除幽门螺杆菌可减小胃癌发生风险，是预防胃癌最有前途的策略。在出现癌前病变前根除幽门螺杆菌，可更有效地减小胃癌发生风险；在某些胃癌高危地区，根除幽门螺杆菌预防胃癌策略具有费用－效益比优势。

对以下人群应考虑采用幽门螺杆菌根除疗法预防胃癌：①胃癌患者的一级亲属；②已接受内镜下或经手术胃次全切除者；③有癌变风险的胃炎患者，如严重全胃炎、胃体为主的胃炎或严重萎缩性胃炎；④服用抑酸剂超过 1 年者；⑤有胃癌高危环境因素（大量吸烟、长期接触粉尘等）者；⑥幽门螺杆菌阳性并担心发生胃癌者。

（梁建伟　马　强）

第九章 胃黏膜相关淋巴组织淋巴瘤

第一节 胃黏膜相关淋巴组织淋巴瘤基础知识

1. 什么是胃黏膜相关淋巴组织淋巴瘤？

胃黏膜相关淋巴组织（MALT）淋巴瘤是原发性胃恶性淋巴瘤的主要类型，来源于胃黏膜相关淋巴组织。胃黏膜相关淋巴组织淋巴瘤是结外型非何杰金氏淋巴瘤中最常见者。在西方国家，近年有明显增多之势，有人报告年发病率达 5.9/10 万。国内近年报告亦渐增多。因该病多长期局限，预后良好，尤其近年来发现其独特的病理特征及其与幽门螺杆菌感染的特殊关系，以及早期病例抗幽门螺杆菌治疗后淋巴瘤消失，引起学术界的极大兴趣。

2. 胃黏膜相关淋巴组织淋巴瘤是怎样形成的？

正常胃黏膜不含淋巴组织，淋巴组织的出现反映一种慢性持续刺激或炎症存在。Wyatt 等指出淋巴滤泡的出现是幽门螺杆菌感染胃黏膜的结果。黏膜相关淋巴组织的形成是幽门螺杆菌感染后机体免疫反应的特殊病征。幽门螺杆菌在胃黏膜的定值产生局部免疫反应，形成黏膜相关淋巴组织，奠定了胃黏膜相关淋巴组织淋巴瘤发生的组织学基础。

由于幽门螺杆菌感染十分常见，而胃黏膜相关淋巴组织极为罕见，何以众多的感染者中仅极少数人发病，目前尚乏合理解释。除幽门螺杆菌感染菌株毒力不同以外，宿主与环境的因素亦可能有关。

3. 胃黏膜相关淋巴组织淋巴瘤与幽门螺杆菌感染有何关系?

原发性胃黏膜相关淋巴组织淋巴瘤中的幽门螺杆菌感染率非常高，因此认为黏膜相关淋巴组织淋巴瘤的发生可能与幽门螺杆菌感染有关。幽门螺杆菌感染可导致慢性胃炎、消化性溃疡。病变激活大量炎症性 T 细胞，在 T 细胞的作用下 B 细胞增生，形成类似黏膜相关淋巴组织的淋巴组织，最终导致淋巴瘤的发生。

研究证实，临床上清除幽门螺杆菌后，部分胃黏膜相关淋巴组织淋巴瘤获得缓解，但仅对早期黏膜和黏膜下层的黏膜相关淋巴组织有效。这些现象均说明，幽门螺杆菌感染与一部分胃黏膜相关淋巴组织淋巴瘤的关系。多数人认为，环境、微生物、宿主遗传因素的共同作用促进了黏膜相关淋巴组织淋巴瘤的发生。

4. 胃黏膜相关淋巴组织淋巴瘤分哪几类?

根据 Isaacson 等的建议，1988 年欧洲血液病理研究会将起源于黏膜相关淋巴组织的淋巴瘤作了统一分类。

（1）低恶性 B 细胞淋巴瘤。

（2）伴和（或）不伴低恶性成分的高恶性 B 细胞淋巴瘤，其中包括：中心母细胞淋巴瘤；免疫母细胞淋巴瘤；Burkitt 淋巴瘤；大细胞间变性淋巴瘤；难分类的淋巴瘤。

（3）其他少见的淋巴瘤：中心母细胞、中心细胞性淋巴瘤；中心细胞性淋巴瘤；浆细胞性淋巴瘤及外周 T 细胞型淋巴瘤。这一分类集形态学和免疫学概念为一体，简单明了，概念新颖，颇具实用价值。目前已广泛应用于原发性胃肠淋巴瘤的病理诊断。大约 80% 以上胃淋巴瘤属胃黏膜相关淋巴组织淋巴瘤，且

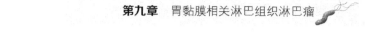

多属低恶性 B 细胞类型。

（梁建伟　陶可胜）

第二节　胃黏膜相关淋巴组织淋巴瘤诊治

1. 胃黏膜相关淋巴组织淋巴瘤有哪些临床表现?

在西方国家，胃黏膜相关淋巴组织淋巴瘤多见于 50～70 岁患者，男女比例 1.5∶1，国内发病年龄偏低，平均较胃癌年轻 10 岁。有学者对 21 例病例分析，患者平均年龄为 42.2 岁，男女比例为 1.3∶1。起病隐匿，症状主要为上腹疼痛、消化不良、食欲减退、体重下降、贫血等，无法与慢性胃炎、溃疡病、胃癌区分。发现上腹包块、肝脾肿大及淋巴结肿大时病程已届晚期。因此，凡遇年轻消化不良患者，特别是女性，经一般治疗无效者，应及时做进一步检查。

2. 胃黏膜相关淋巴组织淋巴瘤胃镜下有何特点?

病变以胃窦部多见，可见肿块或结节，溃疡及浸润改变，难与癌肿区别，但肿块、结节广泛而多灶，溃疡浅表而多发；大小、形态均不规划，黏膜下浸润表现为鹅卵石样外观或弥漫分布，形成皮革样胃，凡具备多发性溃疡与多灶性损害特征，对诊断有利。Fork 根据其大体形态将其分为息肉型、溃疡型及浸润型。亦有另分出结节型者。

活检时注意深取、重复取材，甚至圈套黏膜大块取材，可提高诊断。一般阳性率为 30%～50%，国外有报告达 90% 者。由于病变原发于黏膜深层，又没伴随炎症，一次活检阴性不能否定诊断。

3. 胃淋巴瘤的临床病理分几期？

根据 Ann Arbor 会议的精神，胃淋巴瘤可分为 4 期：Ⅰ期（EⅠ），肿瘤仅限于胃壁；Ⅱ期（EⅡ），除胃肿瘤外，胃周淋巴结被累及；Ⅲ期（EⅢ），除胃内肿瘤外，横膈两侧淋巴结受累；Ⅳ期（EⅣ），除胃内肿瘤外，全身各处被瘤组织侵犯。

4. 胃黏膜相关淋巴组织淋巴瘤诊断标准有哪些？

由于继发性胃肠淋巴瘤常见，诊断原发性胃淋巴瘤一定要排除继发性。Dawson 原发性胃肠淋巴瘤的诊断标准为：（1）无浅表淋巴结肿大；（2）无肝脾肿大；（3）周围血白细胞分类正常；（4）胸片无纵隔淋巴结肿大；（5）手术时除区域淋巴结受累外，未发现其他肿块。

5. 如何治疗胃黏膜相关淋巴组织淋巴瘤？

本病传统的治疗仍然是手术切除。术后辅以局部放疗或全身化疗更好，5 年生存率为 50% ~ 75%；亦有主张手术前局部放疗再手术及全身化疗者，过去即发现有原发病灶去除后，残留或转移病灶消退现象。化疗方案以环磷酰胺、长春新碱、泼尼松最为简单实用，毒性亦小，亦有用这 3 种药加高三尖杉酯碱者。最近有过继免疫作为化疗后维持治疗的报告。

由于幽门螺杆菌在胃黏膜相关淋巴组织淋巴瘤发病学上的重要地位，美国 NIH 共识会议及欧洲幽门螺杆菌大会均将该病作为根除幽门螺杆菌的第三个重要特征。文献报道常规抗幽门螺杆菌药物治疗使 50% ~ 80% 低度恶性的胃黏膜相关淋巴组织淋巴瘤消退，因此许多学者主张胃黏膜相关淋巴组织淋巴瘤一经确诊首先考虑幽门螺杆菌的根除治疗。部分学者认为胃黏膜相关淋巴组织淋巴瘤选用药物治疗应高度谨慎，必须严格限于浸润浅和低度恶性者，由于单凭内镜形态观察和活检组织学检查仍无十分把握，因此治疗应以手术为主，有手术禁忌证或不愿手术者可选用抗幽门螺杆菌药物治疗，但应加强随访观察。

6. 研究胃黏膜相关淋巴组织淋巴瘤有何意义？

基于上述胃黏膜相关淋巴组织淋巴瘤与幽门螺杆菌密切相关的初步事实，抗幽门螺杆菌治疗已作为胃黏膜相关淋巴组织淋巴瘤的首选治疗，对早期低恶性病例似乎不需化疗、放疗及外科手术而能完全逆转。个别报告有复发经再根治及完全消退者，仍使黏膜相关淋巴组织淋巴瘤得以逆转。

值得特别提出的是，幽门螺杆菌感染与黏膜相关淋巴组织淋巴瘤的密切关系似乎提出了一个崭新的问题：即细菌致癌，治愈感染可以治愈肿瘤这样一个富有挑战性的问题，将促使人们深入研究黏膜免疫反应性炎症与淋巴细胞单克隆增生的变化过程；研究已经揭示的胃肠肿瘤变化过程中癌基因与抑癌基因序列变化在黏膜相关淋巴组织淋巴瘤演变过程中的意义；研究如何利用现有的分子生物学方法早期监测和诊断这种恶变的发生。最关键的是对抗原驱动的淋巴增生反应与早期恶变作出确切的诊断，对淋巴瘤可逆与不可逆的位点作出明确的划分。动物模型的建立有助于观察幽门螺杆菌近缘菌在黏膜相关淋巴组织淋巴瘤发生学上的意义及药物治疗的转归。由此，可能作为上皮性肿瘤研究和早期防治的模式，为各种肿瘤防治提供范例，并有可能诱导肿瘤发病机制的研究，取得突破性进展。

7. 胃黏膜相关淋巴组织淋巴瘤能否治愈？

胃黏膜相关淋巴组织淋巴瘤 5 年生存率为 80% ，低度恶性和高度恶性者 5 年生存率分别为 91%～96% 和 40%～50% 。预后不良因素包括：肿瘤恶性程度的转化、肿块型以及有非霍奇金淋巴瘤患者预后指标不良者。非胃黏膜相关淋巴组织淋巴瘤较胃黏膜相关淋巴组织淋巴瘤患者预后差。

（陶可胜　梁建伟）

第十章　功能性消化不良

第一节　功能性消化不良基础知识

1. 什么是消化不良？

消化不良是一组很常见的慢性、反复发作性的综合征，其主要表现为间断的或持续的上腹部疼痛或不适，可以伴有腹胀、早饱、嗳气、恶心、呕吐（极少发生）等症状。因消化性溃疡、慢性胃炎、胃食管反流病、胃癌、胆囊疾病、胰腺疾病、妊娠等很多情况引起的消化不良，称为器质性消化不良。

2. 什么是功能性消化不良？

患者由于慢性或者反复发作的上腹部不适，频繁地到医院进行检查和化验，期望找到引起其症状的原因，然而多数患者往往经过详细的检查和化验仍然不能明确病因，当这些患者经过检查排除了引起这些症状的器质性疾病，并在过去6个月中消化不良的症状至少间断或者连续存在3个月时，即为功能性消化不良，又称非溃疡性消化不良。

3. 功能性消化不良是否常见？

据估计每年有10%~40%的成年人可能经历过上腹部疼痛或不适等消化不良症状。我国广州地区报道，消化不良患者占消化门诊就诊患者的53%。在英国消化不良的患病率约为40%，因消化不良就诊的患者占所有门诊患者的4%，其导致的医疗费用平均每年为1.1亿英镑。由于患者症状的反复发作，导致患者频繁就医寻找病因，或者自己服用各种药物以缓解症状，症状严重时不但影响患者的生活质量，甚至会使患者丧失工作能力，同时也会造成很高的医疗费用支出，而消化不良患者中半数以上为功能性消化不良，因此功能性消化不良已经成为当今社会中的一个重要健康问题。

4. 功能性消化不良分哪几型？

参照罗马Ⅲ的标准功能性消化不良可以分为上腹部疼痛综合征，患者症状表现主要以疼痛为主；餐后上腹不适综合征，患者症状表现主要以餐后上腹饱胀不适为主，可以表现为腹胀、早饱、恶心等。如果患者存在以反酸、胃灼热为主的反流样症状，应将其归类为胃食管反流病，而不属于功能性消化不良。

5. 引起功能性消化不良的病因有哪些？

功能性消化不良发病与进食后胃底容受舒张发生障碍，胃窦十二指肠运动协调紊乱及内脏高敏等因素有关。幽门螺杆菌感染、心理、环境及社会因素可影响、加重功能性消化不良患者的临床表现。

功能性消化不良的病因不明，目前认为是多种因素综合作用的结果。包括饮食和环境、胃酸分泌、消化道运动功能异常、心理因素以及一些其他胃肠功能紊乱性疾病等。

6. 功能性消化不良与幽门螺杆菌感染有关吗？

幽门螺杆菌在功能性消化不良患者中的感染情况在不同研究中的报道并不一致，目前普遍认为幽门螺杆菌感染是功能性消化不良的危险因素之一。研究的荟萃分析结果显示功能性消化不良患者中幽门螺杆菌感染率55.2%。

7. 幽门螺杆菌是如何引起功能性消化不良的?

目前认为动力异常、内脏敏感性异常以及心理因素可能是导致功能性消化不良的主要因素,而很多研究表明幽门螺杆菌感染是导致动力及敏感性异常的原因之一。

有研究显示,幽门螺杆菌阳性功能性消化不良患者胃黏膜中感觉神经肽水平显著升高,患者胃对容量扩张的感觉阈值明显低于正常对照。功能性消化不良幽门螺杆菌感染可引起胃黏膜的慢性炎症,而幽门螺杆菌感染所致的胃黏膜炎症可导致胃感觉和运动异常。病理学检查发现,有活动性幽门螺杆菌感染的患者几乎均存在不同程度的胃黏膜慢性炎症,当患者感染了幽门螺杆菌后,多数患者如果不接受根除治疗,将持续感染,很少有自发根除者,而长期的幽门螺杆菌感染必然会导致炎症细胞(中性粒细胞、淋巴细胞为主)在胃黏膜中的浸润,因此随着时间的演变幽门螺杆菌感染必将导致胃黏膜炎症的发生。因此功能性消化不良患者可存在慢性胃炎,但是慢性胃炎患者可以没有消化不良的症状。

尽管幽门螺杆菌感染可以导致胃动力异常及内脏敏感性异常,但对功能性消化不良患者根除幽门螺杆菌治疗只能使少部分患者的症状得到改善,这还与幽门螺杆菌菌株的毒力、宿主以及环境因素之间的相互作用有关,功能性消化不良的发病与多种因素相关,幽门螺杆菌感染仅仅是功能性消化不良发病的原因之一。

8. 根除幽门螺杆菌治疗对功能性消化不良有何益处?

根除幽门螺杆菌治疗可以缓解部分功能性消化不良患者的消

化不良症状。现已经明确幽门螺杆菌是消化性溃疡的病因，根除幽门螺杆菌可以明显降低溃疡的复发率或者治愈溃疡，幽门螺杆菌感染是功能性消化不良发生的危险因素之一，据此，学者们推测根除幽门螺杆菌治疗不仅能够治愈溃疡，也应当可以缓解功能性消化不良患者消化不良的症状，因此有很多国家和地区都对幽门螺杆菌阳性功能性消化不良患者进行了根除治疗研究。目前已经有不少研究报道认为，根除幽门螺杆菌治疗能使部分合并幽门螺杆菌感染的功能性消化不良患者消化不良症状获得永久的改善，生活质量明显提高。欧洲共识报告以及我国的共识意见均推荐对幽门螺杆菌阳性的功能性消化不良患者进行幽门螺杆菌根除治疗，认为这是一种合适的治疗选择，可使部分患者获得长期症状改善。个别报道显示，胃黏膜炎症程度重或溃疡型功能性消化不良根除幽门螺杆菌后症状缓解率较高。

文献报道对功能性消化不良患者进行幽门螺杆菌根除治疗后患者症状改善情况并不一致。一些研究显示，根除幽门螺杆菌后患者症状改善率高于安慰剂组，但却没有统计学差异，也有一些结果显示，幽门螺杆菌根除后患者症状的改善情况明显高于安慰剂组。尽管幽门螺杆菌感染有可能只是功能性消化不良的合并因素，并不是引起所有功能性消化不良的原因，但大约有 1/15 的功能性消化不良患者在接受幽门螺杆菌根除治疗后症状获得了缓解。一项针对 RCT 研究的 Meta 分析研究结果显示，根除幽门螺杆菌与安慰剂治疗相比，平均症状消失率约高 8%，对功能性消化不良患者进行幽门螺杆菌根除治疗虽然只有少部分患者的症状获得了缓解，但其疗效相对于幽门螺杆菌阳性的功能性消化不良患者，仍然存在明显的统计学差异，因此从经济 - 疗效的角度来看，对功能性消化不良患者进行幽门螺杆菌根除治疗还是有益的。

根除幽门螺杆菌治疗使胃黏膜炎症消退，延缓癌前病变的进展，预防溃疡的发生。有活动性幽门螺杆菌感染的功能性消化不良患者胃黏膜组织学检查几乎均有不同程度的慢性活动性胃炎，而根除幽门螺杆菌可使绝大多数患者胃黏膜炎症消退，并可以降低胃癌前期病变发展成胃癌的危险性。在中国福建进行的一项长达 7.5 年的前瞻性随机对照研究中发现，对没有癌前病变的幽门螺杆菌携带者进行幽门螺杆菌根除治疗可以明显降低胃癌的发生率。而另一项在山东省胃癌高发区进行的现场干预研究证实，根除幽门螺杆菌可治疗慢性活动性胃炎并延缓已形成的萎缩、肠化的进展。幽门螺杆菌感染的功能性消化不良患者中有 14%~21% 可发生消化性溃疡，其中溃疡样型功能性消化不良发生溃疡的危险性最高，根除幽门螺杆菌还可预防消化性溃疡的发生。

9. 功能性消化不良有哪些危害?

因为缺乏器质性疾病基础，功能性消化不良给患者带来的危害集中表现在上消化道症状引发的不适以及可能对生活质量的影响。部分患者因为功能性消化不良症状致进食减少、消化吸收效率降低，导致不同程度的营养不良（包括营养成分不全面）。临床工作中，相当部分的功能性消化不良患者由于对疾病的认识偏差，心理负担较重，成为功能性消化不良影响患者生活质量的重要原因。其中，部分患者就是因为对内镜检查提示存在的慢性胃炎，特别是慢性萎缩性胃炎，存在较大的思想顾虑和恐癌情结。

（王俊红　王桂芳）

第二节　功能性消化不良诊治

1. 消化不良患者的诊疗策略有哪些?

如果患者有消化不良的症状，在未经过任何检查之前，称为

"未经调查的消化不良"。当这些患者出现吞咽困难、贫血、黑便、原因不明的消瘦、持续的呕吐、黄疸以及上腹部包块等所谓报警症状时；或者患者年龄大于 50 岁，新近出现消化不良的症状或者持续地腹痛，通常都要考虑器质性疾病的可能，应当对患者进行包括内镜检查在内的详细检查，以明确是否存在肿瘤。对"未经调查的消化不良"患者欧美国家提出了幽门螺杆菌"检测和治疗（test-and-treat）策略"，即对无报警症状，年龄 < 50 岁的消化不良患者，采用有效的非侵入性幽门螺杆菌试验（尿素呼气试验或者粪便幽门螺杆菌抗原试验）检测患者是否存在幽门螺杆菌感染，并对阳性患者进行根除治疗。当患者接受了幽门螺杆菌根除治疗 4 ~ 8 周后症状不能缓解、或者症状缓解后再次出现症状或者出现了报警症状，应当对患者进行内镜检查。在英国有一项针对 10537 例被调查者，随访时间为 2 年的随机对照研究结果显示，按照"检测和治疗策略"对感染幽门螺杆菌的消化不良患者进行根除幽门螺杆菌治疗，可以明显改善患者的症状。而对于胃癌高发地区，最好对幽门螺杆菌检测阳性的患者进行内镜检查除外肿瘤后再进行幽门螺杆菌根除治疗，否则有可能导致胃癌患者的漏诊。

2. 功能性消化不良与慢性胃炎有何不同？

慢性上腹痛或上腹部饱胀不适的患者，就诊时常常都诊断为"慢性胃炎"，其实这些病例可能是真正的慢性胃炎，也可能是功能性消化不良、胃食管反流病、慢性胆胰疾病、慢性心肺疾病或肋软骨炎等，其中慢性胃炎与功能性消化不良两者最难区别。

慢性胃炎是胃的器质性病变，也就是说，有胃确实是有病变，常表现为黏膜糜烂或萎缩，胃镜诊断多为"慢性浅表性胃炎""糜烂性胃炎"或"萎缩性胃炎"，其病因多为幽门螺杆菌感染所致；而功能性消化不良，胃其实并没有真正的病变，常常是因为"胃娇气"所致，胃镜检查一般是胃黏膜充血水肿，也多诊断为"慢性浅表性胃炎"，其病因多与胃感觉功能异常、胃动力障碍、肠胃反流、心理精神因素、胃黏膜炎症、内脏过敏、迷走神经张力低下等有关。许多患者到处看病，可能都是过于敏感所致胃的不适。

3. 功能性消化不良临床表现有哪些？

功能性消化不良无特征性的临床表现，主要有上腹痛、上腹胀、早饱、嗳气、食欲缺乏、恶心、呕吐等。可单独或以一组症状出现。

①早饱是指进食后不久即有饱感，以致摄入食物明显减少。②上腹胀多发生于餐后，或呈持续性进餐后加重。③早饱和上腹胀常伴有嗳气。恶心、呕吐并不常见，往往发生在胃排空明显延迟的患者，呕吐多为当餐胃内容物。④不少患者同时伴有失眠、焦虑、抑郁、头痛、注意力不集中等精神症状。这些症状在部分患者中与"恐癌"心理有关。⑤在病程中症状也可发生变化，起病多缓慢，经年累月，持续性或反复发作，不少患者有饮食、精神等诱发因素。

4. 消化不良应做哪些检查？

消化不良检查的目的是排除消化道及肝、胆、胰、脾、肾等器质性病变。应做如下检查：①实验室检查：血尿便常规；肝肾功能、生化常规、血沉等。②影像学检查：B超、X线、CT、MRI等。③内镜检查。

5. 功能性消化不良是装病吗？

因功能性消化不良患者全面检查无异常发现，并不引起整体身体素质明显下降，常同时伴有焦虑、抑郁等异常情绪，常被旁

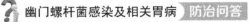

人误认为装病。其实并不是这样，功能性消化不良患者确实真的感受不舒服，这与装病有本质区别。

6. 如何诊断功能性消化不良？

功能性消化不良为一排除性诊断疾病，在临床实际工作中，既要求不漏诊器质性疾病，又不应无选择性地对每例患者进行全面的实验室及特殊检查。①在全面病史采集和体格检查的基础上，应先判断患者有无下列器质性疾病的"报警症状和体征"：45 岁以上，近期出现消化不良症状，有消瘦、贫血、呕血、黑便、吞咽困难、腹部肿块、黄疸等，消化不良症状进行性加重。②对有"报警症状和体征"者，必须进行彻底检查直至找到病因。③对年龄在 45 岁以下且无"报警症状和体征"者，可选择基本的检查，如血常规、尿常规、粪隐血试验、血沉、肝功能试验、胃镜、腹部 B 超（肝、胆、胰），或先予经验性治疗 2 ~ 4 周观察疗效，对诊断可疑或治疗无效者有针对性地选择进一步检查。

7. 功能性消化不良的诊断标准有哪些？

诊断功能性消化不良应同时具备以下条件：①临床表现：慢性上腹痛、腹胀、早饱、嗳气、反酸、胃灼热、恶心、呕吐、喂养困难等上消化道症状，持续时间至少 4 周。②辅助检查：内镜检查未发现胃、十二指肠溃疡、糜烂、肿瘤等器质性病变，未发现食管炎。B 超及 X 线检查，排除肝、胆、胰腺疾病。③实验室检查肝功能、胆红素、血糖等正常。④无糖尿病，结缔组织病，肾脏疾病及精神病。⑤无腹部手术史。

8. 功能性消化不良需要与哪些疾病相鉴别？

诊断功能性消化不良患者时，必须除外器质性消化不良，后者经有关检查能显示相关病因，如消化性溃疡、糜烂性胃炎、慢性胆囊炎、食管炎及恶性疾病等。功能性消化不良还需与其他一些继发胃运动障碍疾病，如糖尿病胃轻瘫、胃肠神经肌肉病变相鉴别，通过这些疾病特征性的临床表现与体征一般可作出鉴别。

9. 功能性消化不良如何治疗？

主要是对症治疗，遵循综合治疗和个体化治疗的原则。建立良好的生活习惯，避免烟、酒及服用非甾体抗炎药。无特殊食谱，避免个人生活经历中诱发症状的食物。注意根据患者不同特点进行心理治疗。失眠、焦虑者可适当予以镇静药。

10. 功能性消化不良选用哪些药物治疗？

无特效药，主要是经验治疗。①抑制胃酸分泌药。一般用于以上腹痛为主要症状的患者，可选择性地用 H_2 受体拮抗剂或质子泵抑制剂。②促胃肠动力药。一般适用于上腹胀、早饱、嗳气为主要症状患者。选择性地服用多潘立酮、伊托必利等。③根除幽门螺杆菌治疗。对小部分有幽门螺杆菌感染的功能性消化不良患者可能有效，对于症状严重者可试用。④抗抑郁药。上述治疗疗效欠佳而伴随精神症状明显者可试用，常用的有三环类抗抑郁药；选择性抑制 5 - 羟色胺再摄取剂，氟哌噻吨美利曲辛片等，宜从小剂量开始，注意药物的不良反应。建议在专科医师指导下服用。⑤其他。可用黏膜保护剂，如氢氧化铝凝胶、铋剂、硫糖铝、麦滋林 - S 等。⑥中医中药治疗。

11. 功能性消化不良中医治疗方法有哪些？

功能性消化不良是一种由于胃动力发生障碍所引起的疾病，常见的症状为上腹部不适或疼痛、胃胀、胃灼热、嗳气等。患者常因胸闷、胃饱、腹胀等不适而不愿进食。许多中西医有关专家认为：治疗功能性消化不良最好能选用相对安全的中药、中成药、针灸、食疗、推拿等传统疗法。

12. 哪些中成药可治疗功能性消化不良？

保和丸：该药由山楂（焦）、六神曲、半夏、茯苓、陈皮、连翘、莱菔子、炒麦芽八味中药组成，具有和胃、消食导滞的功效，可治疗因饮食不节所导致的胃脘胀满、食欲缺乏、嗳腐吞酸等症。该药药性平和，老人、儿童及体弱者均可服用。用法：成人每次口服6~9克，每天服2次；儿童减量服用。

山楂丸：该药由山楂、六神曲、炒麦芽三味中药组成，具有消积化食的功效，主要用于治疗食用肉食过多引起的脘腹胀闷等症，尤其适用于小儿食积症。但胃酸过多、胃灼热者不宜服用。用法：成人每次口服1~2丸，每天服1~3次；小儿减量服用。

复方鸡内金片：该药由鸡内金和六神曲组成，具有健脾开胃、消积化食的功效，可治疗因脾胃不和引起的食积腹胀、饮食停滞、呕吐泄泻等症。用法：每次口服2~4片，每天服3次。儿童必须在成人的监护下使用。

沉香化滞丸：该药由沉香、牵牛子、枳实、五灵脂、山楂、枳壳、陈皮、香附、厚朴、莪术、砂仁、三棱、木香、青皮、大黄十五味中药组成，具有理气化滞的功效，可治疗饮食停滞、腹中胀痛、吞酸等症。用法：每次口服6克，每天服2次。老年体弱者及大便溏泄者要酌情减量服用。

六味安消胶囊：该药由土木香、大黄、山奈、寒水石、诃子、碱花六味中药组成，具有和胃健脾、导滞消积、行血止痛的功效。该药因含有少量的大黄，因此特别适合胃脘胀痛、大便秘结、食积化热者服用。用法：每次口服3~6粒，每天服2~3次。大便溏稀者和久病体虚者可每次服3粒；便秘者则需每次服6粒。

王氏保赤丸：该药系南通名医世家王氏的祖传秘方，由大黄、黄连、制南星、川贝等中药组成，具有清热泻火、消积导滞、化痰平喘的功效，主要用于治疗小儿非溃疡消化不良引起的乳滞疳积、上腹饱胀、乳食减少、痰厥惊风、呕吐腹泻、大便秘结等症。该药也可治疗成人肠胃不清、痰食阻滞等症。

这里需要提醒患者的是，以上六种药物均不可久服，患者的症状消失或缓解后就要立即停药。如果患者所患的是比较轻微的非溃疡消化不良，或者是暂时性的消化不好，可采用饭后散步、轻柔腹部或通过加强运动的方法来消除病症。另外，出现非溃疡消化不良症状后，患者应以清淡食物为主，要忌食荤腥、油腻、海味等不易消化的食物，也不宜食用较多的甜品和冰淇淋一类的食物。这样才能逐步恢复自身的消化功能。

13. 功能性消化不良食疗方有哪些？

白萝卜粥：白萝卜1个，大米50克，红糖适量。把白萝卜、大米分别洗净。萝卜切片，先煮30分钟，再加米同煮（不吃萝卜者可捞出萝卜后再加米）。煮至米烂汤稠，加红糖适量，煮沸即可。

山楂粥：山楂20克、粳米100克、白糖10克。先将山楂入砂锅煎煮，取浓汁去渣，然后加入粳米、白糖、水适量煮粥。佐食或当点心食用，不宜空腹食，7天为一疗程。

党参粥：党参20克，粳米50克。先将粳米炒至黄黑色，再与党参同煮粥，煮好后饮用粥汤。

鹌鹑粥：鹌鹑1只去毛及肠杂，切小块，大米100克，同煮粥，用适量油、盐调味食用。

山药米粥：取干山药片100克，大米或小黄米（粟米）100克，白糖适量。将大米淘洗干净，与山药片一起碾碎，入锅，加水适量，熬成粥。

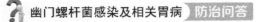

山楂麦芽汤：山楂、炒麦芽各 10 克，水煎，每日分 3 次服。

胡萝卜汤：鲜胡萝卜 250 克，洗净切碎，加水适量，糖或盐调味，煮烂取汁，每日分 3 次服完。

14. 功能性消化不良吃什么对身体好？

少量多餐：饮食习惯应少量多餐，避免大餐或吃太多，或者刻意跳过一餐不进食；饮食要清淡易消化，平时饮食应该选择一些容易消化的食物，如软米饭、萝卜、菠菜、南瓜、豆腐、鸡蛋、白鱼肉、瘦肉等；烹饪方式宜清炒、清蒸。可多新鲜蔬菜和水果，如山楂、西红柿、白菜、苹果等；多吃五谷类食物，如薏米、扁豆、大麦、玉米、芡实、小米等。

15. 功能性消化不良最好不吃什么食物？

减少诱发性食物：应避免油和辣的食物、碳酸饮料、咖啡因和酒。避免喝含咖啡因的饮料超过一天 3 次。避免吸入过多的气体：避免抽烟、吃太快、嚼口香糖和喝碳酸饮料。不宜多吃坚果、肥肉等高脂肪食物；不宜吃油炸食物；不宜吃春笋、芹菜等粗纤维食物；忌辛辣、刺激食物，烹饪时不宜放桂皮、花椒等香辛调料。

16. 如何预防功能性消化不良？

减轻精神压力，适当体育锻炼，合理饮食结构等。需要注意与器质性疾病鉴别，注意随访跟踪。

17. 功能性消化不良预后如何？

功能性消化不良是低风险和预后良好的疾病，特征包括：①处置得当不会有病情加重甚至影响生命的不良预后；②经过患者的生活方式调整和适当的治疗，功能性消化不良的症状能够得到较明显的缓解和控制；③如果诱因不能去除，功能性消化不良症状可能会反复发作。充分了解相关知识，有利于引导患者规避日常生活中的功能性消化不良症状诱发因素，减少症状复发。

18. 如何正确对待功能性消化不良？

功能性消化不良患者应树立正确的疾病观，接受和适应慢性疾病状态，即使有症状出现也要尽量防止其影响正常生活。患者的亲人、朋友应该给予适当关心和安慰，使其保持良好的心情。

（王桂芳　王俊红）

附　　录

附录一　幽门螺杆菌发现的故事

J. Robin Warren

早年的情形如何？在过去的 100 多年间里曾有多篇描述胃内存在螺旋状细菌的报道，但都不受重视。例如，1940 年 Freedburg 就发现了几例，并作了一篇短篇报道。但 1954 年 Palmer 进行的专门研究却否定了胃内有这种细菌存在。医学教科书的教条也明确得很，正常胃内无细菌生长，胃内的酸性环境能够将吞入的微生物迅速杀死，只有胃萎缩、溃疡坏死的碎屑中才会有微生物生长，可能属于继发性感染，且大凡是真菌。

20 世纪 70 年代以前，很难得到高质量的胃活检标本。大多数胃标本来自外科手术，甚至是尸体解剖，这类标本的黏膜多已发生自溶，很难看到精细的黏膜病理改变，若有细菌也早已消失了。那时病理检查很少见到慢性胃炎，慢性胃炎与溃疡、胃癌显然也没什么关系。那时的胃炎分类方案除了恶性贫血相关的萎缩性胃炎及某些急性胃炎外，基本没有什么临床实用价值。恶性贫血是学校必讲的课程，但临床却很少见。很多活检标本病理显示慢性胃炎伴不同程度的灶性萎缩未被认识有什么临床重要性。对于我，这一切在 70 年代后突然发生了改变。

纤维内镜的问世，使得迅速固定良好的胃肠黏膜活检标本成了最常见到的病理活检标本之一。基于这类标本病理研究，促成了 1972 年 Richard Whiehead 的胃炎分类。Whiehead 的分类很复杂，但十分符合逻辑，他用常见、易识别和易定量的指标将活检病理进行描述，例如部位、深度、类型、炎症严重程度、胃腺萎缩、肠化等。Whiehead 所指胃炎"活动"，即黏膜上皮出现白细胞浸润灶，其实在胃黏膜活检病理中经常见到，但一直被忽略。我的感觉是 Whiehead 分类方案易学好用，结果稳定。

1979 年 4 月，在一份胃黏膜活检标本常规 H－E 病理检查时，除了重度活动性慢性胃炎的病变外，我发现黏膜表面有一条奇怪的蓝线，转成高倍镜后观察，发现是无数杆菌紧黏着胃上皮。我觉得这很不寻常，因此拿给同事们看。但是他们都说看不到，这使我十分气恼。我就尝试着对切片作 Warthin-Starry 银染色，结果细菌清晰可见，低倍镜下就能看到，数量比想象的更多，范围更大。我高兴得不得了。用蜡块标本作电镜检查同样也清楚看到大量的这种细菌，形态与弯曲菌（*Campylobacter*）相似属细菌。这下子，同事们也肯定这种细菌的存在，但重要性则是另外一回事。

我继续对所有新来的胃活检标检查这种细菌，但并不真的指望发现它们。出乎意料的是，它们经常出现，不过数量通常没有第一例多、常呈灶状分布。很快我发现这种细菌常出现在组织学能诊断的慢性胃炎标本中，特别是 Whiehead 所指的活动性胃炎，也就是有中性粒细胞浸润的胃炎，而且近 50% 的胃窦黏膜标本能见到这种细菌。在这一时期，只要发现了这种细菌，我都在临床病理报告单上注明。不过，我想没人会认为它们有什么重要性。

我觉得这种细菌和慢性胃炎关系是很密切的。但除了我妻子以外，我几乎没得到其他人的支持。许多人认为这是垃圾。也难怪，这个发现不符合那个时代的医学理念，当时认为正常胃是无菌的。胃酸分泌会将吞入的细菌迅速杀灭。酵母菌通常生长在溃

疡底部的坏死碎屑中，肯定是继发于溃疡。我得到的最好评论是
"即使细菌生长在那里，它们也是继发于胃炎"。而对于我来说，
这是错误的。细菌与炎症的关系以及细菌存在时不寻常的特征，
提示感染是原发的。然而，想证明这一点是很困难的。我想应该
设计一个阴性对照试验来证实这种想法。我从未接触过临床，想
从临床医师里得到一些帮助，取一些胃镜下看起来是正常的标
本，但医师们不同意，他们告诉我"只在需要的地方钳取标
本"。因此，他们的活检标本可以取自胃的任何一个"需要的地
方"，也就是说为了检查溃疡或肿瘤性质而活检，而且都是取自
病灶的边缘。这些标本很难区分与细菌有关的改变和继发性病
变。医师们根本就没打算活检标本要找细菌，将胃活检标本送细
菌培养的想法更是荒唐。"如果真有这种细菌，为什么以前没人
报道？"我不知道为什么我以前从未看到过它们，所以这个问题
很难回答。后来才发现了许多以前的有关这种细菌的报道，包括
一百年以前一些美妙的描述，只是以前没有人进一步研究它们罢
了。当然，这是后话。

　　没有医师的支持，我只好从病理档案中寻找报告为正常的胃
活检标本蜡块，看看这些正常胃黏膜有没有这种细菌。没想到竟
如此困难。大部分报告为正常的标本是来自胃体，病理变化轻
微，相伴的胃窦则表现为活动性胃炎，并且能见到细菌。我错误
地认为这种细菌只感染胃窦。档案并没有将胃黏膜活检部位分
列，很难找到报告标明胃窦黏膜的病例。但最终还是找到了 20
例。在这 20 例中，发现一例有细菌，而这例患者我重新复查病
理后发现是中度胃炎，而没有细菌的另外 19 例的确是正常。将
有细菌的那例病理片请原报告人重新阅片，他复阅后认为，原来
看错了，应该是胃炎。与此同时，临床送检的标本中，几乎一半
胃窦黏膜能发现细菌，只要是有细菌的黏膜就同时存在慢性胃
炎，大部分属活动性胃炎，许多病例还伴有不同程度萎缩、局灶

性肠化。而病理正常的胃窦黏膜绝不会有细菌出现。

1981 年，正当我准备发表我的发现时，一位年轻人出现了，他就是 Barry Marshall。Barry Marshall 是本院消化科注册医生，要求发表一篇科研论文，由于对建议课题不感兴趣，有人建议他来了解一下我的工作——"一位病理学家正试图将胃炎归因于细菌感染"。Barry Marshall 向我了解情况后，对我的工作也不感兴趣，也不相信我的论点。不过还好，他答应给我提供小系列胃黏膜活检标本。按我的要求，活检取自胃窦外观正常的黏膜、一定避开溃疡等明显病变部位。结果证实我的观点，胃炎和感染并非继发于溃疡。Barry Marshall 突然对这种细菌表现出极大的兴趣，并从此把一生的精力都投入到对这种细菌的研究中去。至今我还不明白他是怎么突然感兴趣的。

接下来，我们对 100 例胃镜检察患者进行正规化的研究。收集资料包括临床症状、标准化胃窦活检做病理检查和细菌培养，以分析细菌、胃炎与临床症状、胃镜表现的关系。结果出乎预料，组织学发现的细菌及其胃炎与大多数临床症状、胃镜表现几乎无关。临床症状方面仅口臭及打嗝和细菌有关，不论胃镜表现如何，这些做胃镜的患者多数有上腹痛。胃镜诊断的胃炎与组织学诊断的胃炎极不吻合。细菌培养方面，由于这种细菌很像弯曲菌，我们就按弯曲菌分离培养法进行培养，但没有像粪便分离弯曲菌那样在培养基中加抗生素。起初，培养总是失败，直到复活节才发现几例阳性。彻底检查分析原因后，发现问题可能出在培养箱漏气。将培养箱修补后，培养从此变得非常可靠。最后，Barry Marshall 汇总胃镜检查结果，我们惊奇地发现，所有十二指肠溃疡患者胃内都有这种细菌！

所有这些发现都十分有趣，但临床医生还是不信服。1983 年我在《柳叶刀》杂志上发表了我所工作的短篇报道，文后附上 Barry Marshall 有关我俩共同研究结果的信稿。随后，Barry

Marshall 在布鲁塞尔弯曲菌大会上报告了我们的发现，引起 Martin Skirro 的重视。Martin Skirro 是英国弯曲菌研究权威。这真是一个幸运的机会。因为会后我们将研究结果以论著形式向《柳叶刀》投稿。但投稿数月未见回音，因为编辑部未获得一位审稿人的同意，这意味着论文不可能发表。最后，我们与 Martin Skirro 联系。他在他的研究室做一点与我们相似的工作，并将结果呈送《柳叶刀》杂志。1984 年 4 月，我们的论文终于一字不改地发表了。

我们继续对这种细菌进行研究，早期研究涉及诊断、治疗、证据三方面。诊断方面的许多试验都是 Barry Marshall 提出的，如治疗前血清学试验、呼气试验、快速尿素酶试验（CLOtest）、组织学、涂片、培养等。在治疗方面，Barry Marshall 尝试铋剂和抗生素。关于铋剂是 Barry Marshall 在一旧版 Willian Osler 内科学教材得到的启示，结果的确有效。至于证据方面，Barry Marshall 和新西兰的 Arthur Morris 医生均使用确定致病菌的 Koch 原则：所有患者都能分离出同样的细菌，培养细菌能引起相同的病变。前者是明确肯定的，后一条则是由这两位可敬的医生自愿试验才证实，两位医生胃镜活检检查细菌均阴性，在服食培养的细菌后，都发生了胃炎，细菌检查阳性。Barry Marshall 医生的急性胃炎很重，但很快自己给自己治好了。Arthur Morris 医生则不断给我寄来胃镜活检标本，检查一直存在细菌和慢性胃炎，费了好几年工夫才治好。

一些早期研究病例显示存在不同的临床类型。如 NSAI 类药物可以引起十二指肠溃疡，但并不意味着细菌不起作用。我妻子就是早期研究病例中的一员，她患有关节炎需要服 NSAID 类药物，服药后关节炎好了，但又出现胃痛；停用 NSAI 类药物，胃痛好了，但关节炎又复发，如此反复。我带她看医生，Barry Marshall 检查证实有细菌，将细菌杀灭后继续用 NSAID 类药物，胃就不痛了。而且妻子治好后发觉我有口臭，检查竟然也有细菌，但没有一点胃部不适，根除细菌后妻子就不感觉我有口臭了。

我们还做了双盲、抗菌治疗十二指肠溃疡的研究。患者在接受抑酸治疗的基础上，加上抗细菌药或安慰剂。结果发现，无抗菌治疗的溃疡很快复发，而根除细菌的溃疡则很少复发。同时也十分清楚地显示细菌在组织学胃炎的作用。根除细菌后，组织学显示的活动性炎症迅速消退。其他变化则很慢和不完全，解剖学异常如萎缩、化生、纤维化则少有改变。若细菌存在，则胃炎不变。

自我们的研究报道后，全世界掀起了研究热潮。消化科研究它与消化病的关系，非消化科就研究它与各种非消化病的关系，动物界也发现各种螺杆菌。公共卫生问题备受关注，制药公司投巨资开发有效药物，《螺杆菌》杂志应运而生，世界性幽门螺杆菌大会定期召开，幽门螺杆菌研究论文不计其数。

人们常问我，作为幽门螺杆菌的发现者对我个人意味着什么？我很难回答。不过，这一发现改变了我的生活。我继续当病理学顾问，许多研究工作和写作都是在下班后完成的。我的妻子Win是一位执业医师和精神病学家，当没人相信我的时候，她坚定地支持和帮助我。后来，这一发现被海外接受，我们应邀到世界各地讲学和旅行。Win对我的支持获得了某种回报：她一直喜欢旅行。

附录二 第四次全国幽门螺杆菌感染处理共识报告 (2012年, 井冈山)

由中华医学会消化病学分会幽门螺杆菌学组主办, 江西省医学会协办的 "第四次全国幽门螺杆菌 (*Helicobacter pylori*, Hp) 感染处理共识会" 于2012年4月26～27日在江西省井冈山召开。我国 Hp 研究领域的专家和学组成员共40余人出席了会议。

会议前, 就 Hp 感染的检测、根除治疗适应证及根除治疗方案3大主题撰写讨论稿, 广泛征求意见。会议中, 分别进行主题报告, 提出有争议的问题和修改建议, 参会专家发言讨论、专家点评及主持人总结。会议后, 听取了未参会专家的意见, 对一些问题进行协商。最后达成以下共识报告。

第一部分 幽门螺杆菌根除治疗适应证

一、背景

（一）根除 Hp 的益处

1. 消化性溃疡: 是根除 Hp 最重要的适应证, 根除 Hp 可促进溃疡愈合, 显著降低溃疡复发率和并发症发生率。根除 Hp 使绝大多数消化性溃疡不再是一种慢性、复发性疾病, 而是可彻底治愈。

2. 胃黏膜相关淋巴组织 (MALT) 淋巴瘤: 是一种少见的胃恶性肿瘤, 80% 以上 Hp 阳性的早期 (病变局限于黏膜和黏膜下层)、低级别胃 MALT 淋巴瘤根除 Hp 后可获得完全应答, 但病灶深度超过黏膜下层者疗效降低。根除 Hp 已成为 Hp 阳性低级别胃 MALT 淋巴瘤的一线治疗。

3. Hp 阳性慢性胃炎伴消化不良：可等同于 Hp 阳性的非溃疡性消化不良（NUD）或功能性消化不良（FD），这是因为 Hp 感染者几乎均有慢性胃炎。NUD 和 FD 在诊断标准上存在差异（症状、病程），但在临床实践中，常将 NUD 作为广义 FD，未严格区分。一些国际性共识多将 NUD 作为 Hp 根除指证。根除 Hp 可使 1/12 ~ 1/5 的 Hp 阳性 FD 患者的症状得到长期缓解，这一疗效优于其他任何治疗。此外，根除 Hp 还可预防消化性溃疡和胃癌。

4. 慢性胃炎伴胃黏膜萎缩或糜烂：Hp 感染者中最终有 < 1% 的人发生肠型胃癌，萎缩和肠化生是从非萎缩性胃炎向胃癌演变过程中重要的病变阶段。有肠化生者也可诊断为萎缩（化生性萎缩），异型增生多伴有萎缩和（或）肠化生。反复糜烂后可发生萎缩、肠化。尽管根除 Hp 预防胃癌的最佳时机是萎缩、肠化生发生前，但在这一阶段根除 Hp 仍可消除炎性反应，使萎缩发展减慢或停止，并有可能使部分萎缩得到逆转，但肠化生难以逆转。

5. 早期胃肿瘤已行内镜下切除或手术胃次全切除：早期胃癌手术或内镜下切除后 5 年乃至 10 年生存率均很高，因此仍存在再次发生胃癌的风险，根除 Hp 可显著降低这一风险。不仅胃癌，高级别上皮内瘤变（异型增生）内镜下切除者根除 Hp 预防胃癌也是有益的。

6. 长期服用质子泵抑制剂（PPI）：Hp 感染者长期服用 PPI 可使胃炎类型发生改变，从胃窦为主胃炎发展为胃体为主胃炎。这是因为服用 PPI 后胃内 pH 上升，有利于 Hp 从胃窦向胃体位移，胃体炎症和萎缩进一步降低胃酸分泌。胃体萎缩为主的低胃酸或无酸型胃炎发生胃癌的危险性显著升高。Hp 感染的蒙古沙鼠模型研究显示，PPI 可加速或增加胃癌发生率。

7. 胃癌家族史：除少数（1%~3%）遗传性弥漫性胃癌外，绝大多数胃癌的发生是 Hp 感染、环境因素和遗传因素共同作用的结果。胃癌患者一级亲属的遗传易感性较高，虽遗传易感性难以改变，但根除 Hp 可以消除胃癌发病的重要因素，从而提高预防效果。

8. 计划长期服用非甾体消炎药（NSAIDS）（包括低剂量阿司匹林）：Hp 感染和服用 NSAIDS（包括阿司匹林）是消化性溃疡发病的两个独立危险因素。Hp 感染、服用 NSAIDS 和（或）低剂量阿司匹林者发生胃十二指肠溃疡的风险增加；在长期服用 NSAIDS 和（或）低剂量阿司匹林前根除 Hp 可降低服用这些药物者发生胃十二指肠溃疡的风险。然而，仅根除 Hp 不能降低已在接受长期 NSAIDS 治疗患者胃十二指肠溃疡的发生率，此类患者除根除 Hp 外，还需要持续 PPI 维持。

9. 其他：许多证据表明，Hp 感染与成人和儿童不明原因的缺铁性贫血相关，根除 Hp 可增加血红蛋白水平；根除 Hp 可使 50% 以上特发性血小板减少性紫癜（ITP）患者血小板计数上升。随机对照研究证实，根除 Hp 对淋巴细胞性胃炎、胃增生性息肉有效。多项病例报道称根除 Hp 对 Ménétrier 病治疗有效。这些疾病临床上少见或缺乏其他有效治疗方法，根除 Hp 显示有效，值得推荐。其他一些胃外疾病与 Hp 感染的相关性尚待更多研究证实。

10. 个人要求治疗：情况和获益各异，治疗前应经过医生严格评估。年龄 < 45 岁且无报警症状者，支持根除 Hp；但年龄 ≥45 岁或有报警症状者则不予支持根除 Hp，需先行内镜检查。在治疗前需向受治者解释清楚这一处理策略潜在的风险，包括漏检上消化道癌、掩盖病情和药物不良反应等。

（二）尚存在争议的问题

1. Hp"检测和治疗"策略：不少 Hp 感染处理的共识推荐对新发生或未调查的消化不良患者实施"检测和治疗"策略。具体方法为：年龄 <45 岁（年龄应根据当地上消化道肿瘤发病率调整），而且无报警症状（包括消化道出血、持续呕吐、消瘦、吞咽困难、吞咽疼痛或腹部肿块等）的患者可先用非侵入性方法（尿素呼气试验或粪便抗原试验）检测 Hp，如阳性即行根除治疗。这一策略的益处是可以减少消化不良处理中的内镜检查，适用于内镜检查费用高而上消化道肿瘤发病率低的国家和地区。但我国的现实是内镜检查费用低、普及率高，上消化道肿瘤发病率高，实施这一策略漏检肿瘤的风险大，因此不予推荐。

2. 胃食管反流病（GERD）：根除 Hp 是否增加 CERD 发生危险性的问题尚有争议，东、西方国家的研究结果存在差异。在西方国家，根除 Hp 不增加 GERD 发生危险性，也不加重已存在的 GERD；但在东方国家（中国、日本和韩国等），根除 Hp 可能会增加 GERD 发生危险性。推测其原因可能是：这些东方国家胃癌发病率高，因此胃体为主胃炎的发病率也比西方国家人群高，胃体胃炎者根除 Hp 后，胃酸分泌从低酸恢复至正常（增加），从而增加 GERD 危险性。胃体为主胃炎者根除 Hp 可能会增加 GERD 发生危险性，不根除 Hp 长期 PPI 治疗会增加胃癌发生危险性。"两害相权取其轻"，长期服用 PPI 者还是应该根除 Hp。

二、根除 Hp 治疗适应证

表 1 为推荐的根除 Hp 适应证。

附　录

表1　推荐的根除幽门螺杆菌（Hp）适应证和推荐强度

伴 Hp 阳性疾病	强烈推荐	推荐
消化性溃疡（不论是否活动和有无并发症史）	√	
胃黏膜相关淋巴组织淋巴瘤	√	
慢性胃炎伴消化不良症状		√
慢性胃炎伴胃黏膜萎缩、糜烂		√
早期胃肿瘤已行内镜下切除或手术胃次全切除		√
长期服用质子泵抑制剂（PPI）		√
胃癌家族史		√
计划长期服用非甾体消炎药（包括低剂量阿司匹林）		√
不明原因的缺铁性贫血		√
特发性血小板减少性紫癜		√
其他 Hp 相关性疾病（如淋巴细胞性胃炎、增生性胃息肉，Ménétrier 病）		√
个人要求治疗		√

三、实施中需注意的问题

"治疗所有 Hp 阳性者。但如无意治疗，就不要进行检测"，这是世界胃肠病组织制定的"发展中国家 Hp 感染临床指南"中提出的良好要点。因此应该根据根除适应证进行 Hp 检测，不应任意扩大检测对象。

第二部分 幽门螺杆菌感染的检测

一、背景

（一）Hp 感染的检测方法

包括侵入性和非侵入性两类。侵入性方法依赖胃镜活检，包括快速尿素酶试验（RUT）、胃黏膜直接涂片染色镜检、胃黏膜组织切片染色（如 HE 染色、Warthin-Starry 银染、改良 Giemsa 染色、甲苯胺蓝染色、吖啶橙染色、免疫组化染色等）镜检、细菌培养、基因方法检测（如 PCR、寡核苷酸探针杂交、基因芯片检测等）。非侵入性检测方法不依赖胃镜检查，包括^{13}C 或^{14}C 尿素呼气试验（UBT）、粪便 Hp 抗原（HpSA）检测（依检测抗体分为单克隆和多克隆抗体检测两类）和血清 Hp 抗体检测等。

（二）各种检测方法的特点

1. RUT：检测结果受试剂 pH、取材部位、组织大小、细菌量、观察时间、环境温度等因素影响。同时取 2 块组织进行检测（胃窦和胃体各 1 块），可以提高检测敏感性。本方法检测快速、方便；应用良好试剂检测，准确性高。患者接受胃镜检查时，建议常规行 RUT。

2. 组织学检测：检测 Hp 的同时，可对胃黏膜病变进行诊断（HE 染色）。不同染色方法的检测结果存在一定差异。免疫组化染色特异性高，但费用亦较高；HE 染色可同时作病理诊断；荧光原位杂交（FISH）检测 Hp 感染具有较高敏感性，也被用于 Hp 对克拉霉素耐药的检测。

3. 细菌培养：复杂、耗时，需一定实验室条件，标本转送培养需专门的转送液并保持低温。培养检测特异性高，可进行药敏试验和细菌学研究。

4. UBT：检测准确性高，易于操作；可反映全胃 Hp 感染状况，克服因细菌呈"灶性"分布而造成的 RUT 假阴性。但 UBT 检测值处于临界值附近时，结果不可靠，可间隔一段时间后再次检测或用其他方法检测。

5. 粪便 Hp 抗原检测：经过验证的单克隆抗体法检测具有较好的敏感性和特异性；可用于 Hp 治疗前诊断和治疗后复查；操作安全、简便；不需要口服任何试剂，适用于所有年龄和类型的患者。国际共识认为该方法的准确性可与 UBT 媲美，但国内目前尚缺乏相应的试剂。

6. 血清抗体检测：检测的抗体是 IgG，反映一段时间内 Hp 感染情况，部分试剂盒可同时检测 CagA 和 VacA 抗体。不同试剂盒检测的准确性差异较大；与其他细菌抗原有一定交叉反应。Hp 根除后血清抗体，尤其是 CagA 抗体可以维持很久（数月至数年），因此不能用于治疗后复查。本方法主要适用于流行病学调查，在消化性溃疡出血或胃 MALT 淋巴瘤等可作为现症感染的诊断手段。

7. 分子生物学检测：可用于检测粪便或胃黏膜组织等标本。适用于标本中 Hp 含量过少或因含大量其他细菌干扰 Hp 检测的情况，还可用于 Hp 分型和耐药基因突变的检测。目前国际上已有用于检测 Hp 对克拉霉素和喹诺酮类耐药基因突变的商品化试剂盒，国内研究和开发了可检测耐药基因突变的基因芯片，已开始在临床试用。

（三）Hp 耐药性检测的主要方法

1. 通过细菌培养进行检测：包括耐药纸片法、琼脂稀释法和 E-test 法等。

2. 分子生物学检测：对耐药基因突变进行分析，包括商品化的试剂盒和基因芯片检测等。

二、Hp 感染的检测

1. Hp 感染的诊断：符合下述三项之一者可判断为 Hp 现症感染：（1）胃黏膜组织 RUT、组织切片染色或培养三项中任一项阳性；（2）^{13}C 或 ^{14}C UBT 阳性；（3）HpSA 检测（经过临床验证的单克隆抗体法）阳性。血浦 Hp 抗体检测（经临床验证、准确性高的试剂）阳性提示曾经感染，从未治疗者可视为现症感染。

2. Hp 感染根除治疗后的判断：应在根除治疗结束至少 4 周后进行，首选 UBT。符合下述三项之一者可判断为 Hp 根除：（1）^{13}C 或 ^{14}C UBT 阴性；（2）HpSA 检测阴性；（3）基于胃窦、胃体两个部位取材的 RUT 均阴性。

三、实施中需注意的问题

1. 不同检测试剂的准确性存在差异，应用的试剂和方法需经过验证。

2. 检测结果的准确性受到操作人员和操作方法差异的影响。

3. 避免某些药物对检测的影响。应用抗菌药物、铋剂和某些有抗菌作用中药者，应在停药至少 4 周后进行检测；应用抑酸剂者应在停药至少 2 周后进行检测。

4. 不同疾病状态对检测结果会产生影响，消化性溃疡活动性出血、严重萎缩性胃炎、胃恶性肿瘤可能会导致尿素酶依赖的试验呈假阴性。不同时间、采用多种方法或采用非尿素酶依赖试验的方法检测可取得更可靠结果。

5. 残胃者用 UBT 检测 Hp 结果不可靠，推荐用 RUT、组织切片方法或 HpSA 方法。

6. 胃黏膜肠化生组织中 Hp 检出率低。存在活动性炎症时高度提示有 Hp 感染；活动性消化性溃疡患者排除 NSAIDS 及阿司匹林因素后，Hp 感染的可能性 > 95%，因此，在上述情况下，如 Hp 检测阴性，要高度怀疑假阴性。不同时间或采用多种方法检测可取得更可靠结果。

第三部分　幽门螺杆菌根除治疗

一、背景

1. 流行病学和耐药率调查：流行病学调查表明，我国 Hp 感染率总体上仍然很高，成人中感染率达到 40%~60%。推荐的用于根除治疗的 6 种抗菌药物中，甲硝唑耐药率达到 60%~70%，克拉霉素达到 20%~38%，左氧氟沙星达到 30%~38%，耐药显著影响根除率；阿莫西林、呋喃唑酮和四环素的耐药率仍很低（1%~5%）。

2. 标准三联疗法的根除率：随着 Hp 耐药率上升，报道的标准三联疗法（PPI + 克拉霉素 + 阿莫西林或 PPI + 克拉霉素 + 甲硝唑）根除率已低于或远低于 80%。标准三联疗法的疗程从 7d 延长至 10d 或 14d，根除率仅能提高约 5%。

3. 国际上新推荐的根除方案以及在我国的根除率：为了提高 Hp 根除率，近年来国际上又推荐了一些根除方案，包括序贯疗法（前 5d PPI + 阿莫西林，后 5d PPI + 克拉霉素 + 甲硝唑，共 10d）、伴同疗法（同时服用 PPI + 克拉霉素 + 阿莫西林 + 甲硝唑）和左氧氟沙星三联疗法（PPI + 左氧氟沙星 + 阿莫西林）。序贯疗法与标准三联疗法相比在我国多中心随机对照研究中并未显示优势。伴同疗法缺乏我国的资料，铋剂四联疗法的疗效可以与伴同疗法媲美，而后者需同时服用 3 种抗菌药物，不仅有可能增加抗菌药物不良反应，还使治疗失败后抗菌药物选择余地减小。因此，除非有铋剂使用禁忌，否则不推荐伴同疗法。左氧氟沙星三联疗法在我国多中心随机对照研究中也未显示优势，这与我国氟喹诺酮类药物耐药率高有关。

4. 在 Hp 高耐药率背景下，铋剂四联方案又受重视：经典的铋剂四联方案（铋剂 + PPI + 四环素 + 甲硝唑）的疗效再次得到确认。在最新的 Maastricht IV 共识中，一线方案在克拉霉素高耐药率（＞15%）地区，首先推荐铋剂四联方案，如无铋剂，推荐序贯疗法或伴同疗法；在克拉霉素低耐药率地区除推荐标准三联疗法外，也推荐铋剂四联疗法作为一线方案。总之，面对抗菌药物耐药率上升的挑战，铋剂四联疗法再次受到重视。我国仍可普遍获得铋剂，要充分利用这一优势。

5. 铋剂的安全性：目前世界上不少国家和地区已不能获得单独的铋剂（因剂型、剂量、疗程等原因，早年有较高不良反应率而退出市场），但新的含铋混合制剂（枸橼酸铋钾、四环素和甲硝唑置于同一胶囊中）又在试验和推广中。铋剂安全性的荟萃分析表明，在根除 Hp 治疗中，含铋剂方案与不含铋剂方案的不良反应相比，仅粪便黑色（铋剂颜色）有差异，提示短期（1～2 周）服用铋剂有相对高的安全性。临床应用时仍需注意铋剂剂量、疗程和禁忌证。

6. 根除 Hp 抗菌药物的选择：在根除 Hp 治疗的 6 种抗菌药物中，阿莫西林、呋喃唑酮和四环素的耐药率仍很低，治疗失败后不容易产生耐药（可重复应用）；而克拉霉素、甲硝唑和氟喹诺酮类药物的耐药率高，治疗失败后易产生耐药（原则上不可重复应用）。在选择抗菌药物时应充分考虑药物的耐药特性。铋剂、PPI 与抗菌药物联合应用可在较大程度上克服 Hp 对甲硝唑、克拉霉素耐药，但是否可克服氟喹诺酮类药物耐药尚不清楚。

7. 经典铋剂四联方案的拓展：除上述经典铋剂四联方案外，还可将铋剂加入（1）PPI + 阿莫西林 + 克拉霉素，或（2）PPI + 阿莫西林 + 呋喃唑酮，或（3）PPI + 阿莫西林 + 氟喹诺酮类药物，组成四联方案。（1）、（2）方案有不加铋剂的直接对照研究，加入铋剂后可使根除率提高 8%～14% ，铋剂＋PPI＋克拉霉素＋阿莫西林 2 周疗程的方案可在较大程度上克服克拉霉素耐药。PPI＋阿莫西林＋氟喹诺酮类药物的方案缺乏加与不加铋剂的直接对照研究，但 PPI＋阿莫西林＋氟喹诺酮类药物＋铋剂四联方案作为补救治疗，已在多项研究中显示安全、有效。

二、根除方案推荐

（一）根除方案组成

推荐铋剂＋PPI＋2 种抗菌药物组成的四联疗法（剂量及用法见表2）。抗菌药物组成方案有 4 种：（1）阿莫西林＋克拉霉素；（2）阿莫西林＋左氧氟沙星；（3）阿莫西林＋呋喃唑酮；（4）四环素＋甲硝唑或呋喃唑酮。

表2　推荐的四联方案中抗菌药物的剂量和用法[a]

方案	抗菌药物1	抗菌药物2
1	阿莫西林 1000mg/次，2 次/d	克拉霉素 500mg/次，2 次/d
2	阿莫西林 1000mg/次，2 次/d	左氧氟沙星 500mg/次，1 次/d 或 200mg/次，2 次/d
3	阿莫西林 1000mg/次，2 次/d	呋喃唑酮 100mg/次，2 次/d
4a	四环素 750mg/次，2 次/d	甲硝唑 400mg/次，2 次/d 或 3 次/d
4b	四环素 750mg/次，2 次/d	呋喃唑酮 100mg/次，2 次/d

注：a：推荐的四联方案为：标准剂量 PPI＋标准剂量铋剂（均为 2 次/d，餐前半小时服）＋2 种抗菌药物（餐后即服）；标准剂量 PPI：埃索美拉唑 20mg、雷贝拉唑 10mg（Maastricht 共识推荐20mg）、奥美拉唑 20mg、兰索拉唑 30mg、泮托拉唑 40mg，2 次/d；标准剂量铋剂：枸橼酸铋钾 220mg/次，2 次/d。

这 4 种抗菌药物组成的方案中，3 种治疗失败后易产生耐药的抗菌药物（甲硝唑、克拉霉素和左氧氟沙星）分在不同方案中，仅不易耐药的阿莫西林、呋喃唑酮有重复。这些方案的优点是：均有相对较高的根除率；任何一种方案治疗失败后，不行药敏试验也可再选择其他一种方案治疗。方案（3）和（4）疗效稳定，廉价，潜在的不良反应率可能稍高；方案（1）不良反应率低，费用取决于选择的克拉霉素；方案（2）费用和不良反应率取决于选择的左氧氟沙星。

青霉素过敏者推荐的抗菌药物组成方案为：（1）克拉霉素＋左氧氟沙星；（2）克拉霉素＋呋喃唑酮；（3）四环素＋甲硝唑或呋喃唑酮；（4）克拉霉素＋甲硝唑。方案中抗菌药物的剂量和用法同含有阿莫西林的方案（表2）。需要注意的是，青霉素过敏者初次治疗失败后，抗菌药物选择余地小，应尽可能提高初次治疗根除率。

对铋剂有禁忌者或证实 Hp 耐药率仍较低的地区，也可选用非铋剂方案，包括标准三联方案、序贯疗法或伴同疗法。

（二）一线和二线疗法问题

上述4种为非青霉素过敏者推荐的方案均有较高根除率，其他方面各有优缺点，难以划分一线、二线方案。具体操作可根据药品的可获得性、费用、潜在不良反应等因素综合考虑，选择其中的1种方案作为初次治疗。如初次治疗失败，可在剩余的方案中再选择1种方案进行补救治疗。

（三）根除治疗的疗程

鉴于铋剂四联疗法延长疗程可在一定程度上提高疗效，故推荐的疗程为10d 或14d，放弃7d方案。

（四）两次治疗失败后的再治疗

如果经过上述四联方案中2种方案治疗，疗程均为10d 或14d，失败后再次治疗时，失败可能性很大。在这种情况下，需要再次评估根除治疗的风险－获益比。胃 MALT 淋巴瘤、有并发症史的消化性溃疡、有胃癌危险的胃炎（严重全胃炎、胃体为主胃炎或严重萎缩性胃炎等）或有胃癌家族史者，根除 Hp 获益较大。方案的选择需有经验的医生在全面评估已用药物、分析可能失败原因的基础上，精心设计。如有条件，可进行药敏试验，但作用可能有限。

三、实施中需注意的问题

1. 强调个体化治疗：方案、疗程和药物的选择需考虑既往抗菌药物应用史（克拉霉素、左氧氟沙星、甲硝唑易产生耐药）、吸烟（降低疗效）、药物（阿莫西林等）过敏史和潜在不良反应、根除适应证（消化性溃疡根除率高于非溃疡性消化不良；不同适应证获益大小有差异）、伴随疾病（影响药物代谢、排泄，增加不良反应）和年龄（高龄患者药物不良反应发生率增加，而某些根除适应证的获益降低）等。

2. 根除治疗前停服 PPI 不少于 2 周，停服抗菌药物、铋剂等不少于 4 周。如是补救治疗，建议间隔 2~3 个月。

3. 告知根除方案潜在不良反应和服药依从性的重要性。

4. 抑酸剂在根除方案中起重要作用：PPI 抑酸作用受药物作用强度、宿主参与 PPI 代谢的 CYP2C19 基因多态性等影响。选择作用稳定、疗效高、受 CYP2C19 基因多态性影响较小的 PPI，如埃索美拉唑、雷贝拉唑，可提高根除率。

四、尚在探索中的其他措施

1. 联合应用微生态制剂：某些微生态制剂可以减轻或消除根除 Hp 治疗导致的肠道微生态失衡，是否可提高根除率有待进一步研究。

2. 中药：一些研究结果提示，某些中成药有提高 Hp 根除率的作用，但确切疗效和如何组合根除方案，尚有待更多研究验证。

3. 胃黏膜保护剂：个别胃黏膜保护剂被证实有抗 Hp 作用，替代铋剂用于四联疗法可获得相同疗效。

4. 口腔 Hp 在胃 Hp 根除和复发中的作用：目前还颇有争议，尚待更多研究结果证实。

附录三 2012 欧洲幽门螺杆菌感染处理——马斯特里赫特Ⅳ/佛罗伦萨共识

在第 4 届马斯特里赫特/佛罗伦萨共识会议上由来自 24 个国家的 44 名专家对 2010 年幽门螺杆菌的临床作用的关键部分进行了积极的讨论，形成了新的第 4 版共识。主要内容涉及：（1）诊断和治疗的适应证与禁忌证，聚焦在消化不良，非甾体类抗炎药、阿司匹林的应用，胃食管反流病，感染的肠外表现；（2）感染的诊断性测试与治疗；（3）胃癌以及其他并发症的治疗。

1 工作小组 1——诊断、治疗指征和反指征

检测和治疗策略对幽门螺杆菌感染率高于 20% 的人群中未经调查的消化不良者是合适的。这一方法应当考虑当地的费用 - 效益比，不适用于有报警症状患者或老年患者（年龄应根据当地癌症风险确定）［证据等级：1a，推荐级别：A］。

用于检测和治疗策略的主要非侵入性检查是尿素呼气试验（UBT）和单克隆粪便抗原试验，也可用某些已经经过验证的血清学试验［证据等级：2a，推荐级别：B］。

根除幽门螺杆菌可使 1/12 的幽门螺杆菌阳性功能消化不良患者获得长期的症状缓解，这一疗效优于其他任何治疗［证据等级：1a，推荐级别：A］。

幽门螺杆菌感染可以增加或降低胃酸分泌，这取决于胃内炎症的分布［证据等级：2b，推荐级别：B］。

平均而言，幽门螺杆菌状态对胃食管反流病（GERD）的严重症状、症状复发和治疗效果无影响。根除幽门螺杆菌不会加重原本已存在的 GERD，不会影响治疗效果［证据等级：1a，推荐级别：A］。

流行病学研究表明，幽门螺杆菌感染率与 GERD 严重性和食管腺癌发病率呈负相关［证据等级：2a，推荐级别：B］。

幽门螺杆菌感染与服用非甾体类抗炎药（NSAID）和低剂量阿司匹林者发生胃十二指肠溃疡（伴或不伴并发症）的风险增加有关［证据等级：2a，推荐级别：B］。

根除幽门螺杆菌可降低服用 NSAID 或低剂量阿司匹林者发生胃十二指肠溃疡（伴或不伴并发症）的风险［证据等级：1b，推荐级别：A］。

在 NASID 治疗开始前根除幽门螺杆菌是有益的。有消化性溃疡病史者必须进行根除。然而单纯根除幽门螺杆菌不能降低已在接受长期 NSAID 治疗患者胃十二指肠溃疡的发生率。此类患者除需根除幽门螺杆菌外，还要进行持续质子泵抑制剂（PPI）治疗［证据等级：1b，推荐级别：A］。

有胃十二指肠溃疡病史的阿司匹林服用者必须检测幽门螺杆菌。接受根除治疗后，即使无胃保护治疗，这些患者中消化性溃疡出血的长期发生率低［证据等级：2b，推荐级别：B］。

幽门螺杆菌阳性患者长期 PPI 治疗与发生以胃体为主的胃炎相关，可加速特殊腺体的丢失，从而导致萎缩性胃炎［证据等级：1c，推荐级别：A］。

接受长期 PPI 治疗的患者根除幽门螺杆菌可愈合胃炎，预防萎缩性胃炎发生。但尚无证据表明，其可降低胃癌发生的风险［证据等级：1b，推荐级别：A］。

越来越多的证据表明，幽门螺杆菌根除后，胃体功能改善。然而，这一相关性是否由于萎缩性胃炎逆转尚不明确［证据等级：2a，推荐级别：B]。

尚无证据表明，根除幽门螺杆菌可逆转肠化生［证据等级：2a，推荐级别：B]。

根除幽门螺杆菌是低级别胃黏膜相关淋巴样组织（MALT）淋巴瘤的一线治疗［证据等级：1a，推荐级别：A]。

有证据表明，幽门螺杆菌与不明原因缺铁性贫血、特发性血小板减少性紫癜（ITP）和维生素 B_{12} 缺乏的发病相关。此类疾病应检测和根除幽门螺杆菌：（1）缺铁性贫血［证据等级：1a，推荐级别：A]；（2）ITP 患者［证据等级：1b，推荐级别：A]；维生素 B_{12} 缺乏［证据等级：3b，推荐级别：B]。

现有证据尚未能明确幽门螺杆菌和其他胃外疾病（包括心血管系统疾病和神经系统疾病）之间的因果关系。

现有的证据尚未能明确幽门螺杆菌对下列疾病的发病起保护性作用，也不明确根除治疗是否可引起或加重这些疾病，仍需进一步研究：（1）哮喘和过敏性疾病；（2）肥胖及相关疾病。

幽门螺杆菌阳性患者根除治疗可改善甲状腺素和左旋多巴的生物利用度［证据等级：2b，推荐级别：B]。

幽门螺杆菌的某些毒力因子和宿主的某些遗传多态性被认为是影响特异个体发生幽门螺杆菌相关疾病的因素。然而，无证据表明基于这些因子检测的策略对个体患者有用。

2　工作小组2——感染的诊断试验和治疗

如果使用经过验证的在实验室检测的单克隆试验，粪便抗原试验（SAT）的诊断准确率与 UBT 相当［证据等级：1a，推荐级别：A]。

血清学试验并不都相同。不同的商业试验准确性存在差异，只有经过验证的 IgG 血清学试验才可以应用［证据等级：1b，推荐级别：B]。

验证的 IgG 血清学试验可用于最近使用抗菌素［证据等级：5，推荐级别：D］和抑酸药物，或溃疡出血、萎缩及胃恶性肿瘤等情况［证据等级：1b，推荐级别：B］。

　　使用 PPI 治疗的患者：（1）如果可能，在用培养、组织学、快速尿素酶试验、UBT 或粪便试验检测幽门螺杆菌前，应停用 2 周［证据等级：1b，推荐级别：A］。（2）如果不可能，可用经过验证的 IgG 血清试验［证据等级：2b，推荐级别：B］。

　　（1）在克拉霉素高耐药率地区，如果考虑用含克拉霉素的标准三联方案作为一线疗法，那么重要的是进行培养和标准药敏试验。此外，当因其他原因进行内镜检查时的第 2 次治疗和第 2 次治疗失败时，所有地区都应该考虑进行培养和标准药敏试验［证据等级：5，推荐级别：D］。（2）如果标准药敏试验不可能进行，就直接在活标本上用分子试验方法检测幽门螺杆菌及克拉霉素和（或）氟喹诺酮的耐药［证据等级：1b，推荐级别：A］。

　　（1）如果幽门螺杆菌是从胃活检标本中培养，药敏试验应包括甲硝唑。（2）如果对克拉霉素的敏感性是从分子试验评估，另加培养来评估甲硝唑耐药性就不合适［证据等级：5，推荐级别：D］。

　　当该地区克拉霉素耐药率大于 15% 时，不预先进行药敏试验就应该放弃含 PPI - 克拉霉素的三联疗法［证据等级：5，推荐级别：D］。

　　克拉霉素低耐药地区，含克拉霉素的方案被推荐作为一线经验治疗。含铋剂的四联疗法也是一种替代方案［证据等级：1a，推荐级别：A］。

　　应用高剂量（2 次/d）PPI 可增加三联疗法的疗效［证据等级：1b，推荐级别：A］。

　　将含 PPI - 克拉霉素三联方案的疗程从 7 天延长至 10 ~ 14 天，可使根除率提高约 5%，可予考虑［证据等级：1a，推荐级别：

A]。

PPI-克拉霉素-甲硝唑方案与PPI-克拉霉素-阿莫西林方案等效[证据等级：1a，推荐级别：A]。

某些益生菌和益生元作为辅助治疗在减少不良反应方面显示有益[证据等级：5，推荐级别：D]。

含PPI-克拉霉素的治疗方案，除剂量外，并不需要根据患者的因素进行调整[证据等级：5，推荐级别：D]。

（1）含PPI-克拉霉素的方案治疗失败后，推荐应用含铋剂的四联疗法或含左氧氟沙星的三联疗法[证据等级：1a，推荐级别：A]。（2）应考虑到左氧氟沙星的耐药率在上升[证据等级：2b，推荐级别：B]。

二线方案治疗失败后，应尽可能根据药敏试验指导治疗[证据等级：4，推荐级别：A]。

在克拉霉素高耐药地区，含铋剂的四联疗法被推荐作为一线经验治疗。如果不能获得这一方案，推荐序贯疗法或不含铋剂的四联疗法[证据等级：1a，推荐级别：A]。

（1）在克拉霉素高耐药地区，含铋剂的四联疗法失败后，推荐含左氧氟沙星的三联治疗方案[证据等级：5，推荐级别：D]。（2）应考虑到左氧氟沙星的耐药率在上升[证据等级：2b，推荐级别：B]。

二线方案治疗失败后，应尽可能根据药敏试验指导治疗[证据等级：4，推荐级别：A]。

对青霉素过敏患者，在克拉霉素低耐药地区，可用PPI-克拉霉素-甲硝唑作为一线方案；在克拉霉素高耐药地区，优先采用含铋剂的四联疗法。作为补救方案，在氟喹诺酮低耐药地区，含左氧氟沙星的方案（合用PPI和克拉霉素）可作为二线替代[证据等级：2c，推荐级别：B]。

UBT或实验室检测的经过验证的单克隆粪便试验都推荐作

为确定幽门螺杆菌是否根除成功的非侵入性测试。血清学试验无作用［证据等级：1a，推荐级别：A］。

检测幽门螺杆菌是否成功根除的试验时间为治疗结束后至少4周［证据等级：2b，推荐级别：B］。

根除幽门螺杆菌治疗后，无并发症的十二指肠溃疡，不推荐延长 PPI 抑酸治疗［证据等级：1a，推荐级别：A］；胃溃疡和有并发症的十二指肠溃疡，推荐延长 PPI 治疗［证据等级：1b，推荐级别：A］。

幽门螺杆菌根除治疗应在出血性溃疡患者重新进食时就开始［证据等级：1b，推荐级别：A］。

3 工作小组3——预防胃癌和其他并发症

幽门螺杆菌感染是胃癌最一致的危险因素。因此，其根除是降低胃癌发病率最有前途的策略［证据等级：1a，推荐级别：A］。

有强力的证据表明，幽门螺杆菌感染在动物模型和细胞株上有直接的致突变作用［证据等级:?，推荐级别：C］。

胃癌发生的风险受细菌毒力因素影响，但无具体的细菌毒力标志物可推荐用于临床实践［证据等级：1a，推荐级别：A］。

胃癌发生的风险受宿主遗传因素影响，但目前在临床实践中没有具体的指标可推荐用于遗传检测［证据等级：1b，推荐级别：A］。

环境因素的影响次于幽门螺杆菌感染的作用［证据等级：1a，推荐级别：A］。

形态学水平的组织病理学变化表明：（1）在无慢性活动性胃炎的情况下罕见胃癌发生；（2）胃炎的范围、严重性与萎缩和肠化一起与胃癌呈正相关［证据等级：2b，推荐级别：A］。

在功能水平的机制表明：（1）萎缩性胃体炎引起低胃酸；

（2）低胃酸使得非幽门螺杆菌性细菌在胃内过度生长，后者能产生具有致癌潜能的代谢物［证据等级：2c，推荐级别：A］。

根除幽门螺杆菌消除了炎症反应，使萎缩发展减慢或停止。在一些情况下可能会逆转萎缩［证据等级：1a，推荐级别：A］。

有强力证据表明，根除幽门螺杆菌可降低胃癌发生风险［证据等级：1c，推荐级别：A］。

在胃癌前状况发生前根除幽门螺杆菌治疗可更有效地降低胃癌发生风险［证据等级：1a，推荐级别：A］。

在某些胃癌高危社区，根除幽门螺杆菌预防胃癌的策略有费用－效益比优势［证据等级：3，推荐级别：B］。

除了预防胃癌外，根除幽门螺杆菌还可获得其他临床和经济效益［证据等级：1a－4，推荐级别：A］。

幽门螺杆菌筛查和治疗策略应在有胃癌显著负担的社区进行探索［证据等级：2c，推荐级别：A］。

经过验证的检测幽门螺杆菌和萎缩标志（即胃蛋白酶原）的血清学试验是发现胃癌高风险者的最佳非侵入性试验［证据等级：1a，推荐级别：B］。

胃癌癌前状况的风险分层是有用的，应根据病变的严重程度和分布分层［证据等级：2b，推荐级别：B］。

在下列情况下应考虑根除幽门螺杆菌以预防胃癌［证据等级：1a－4，推荐级别：A］：（1）胃癌患者的一级亲属；（2）胃肿瘤已行内镜下或手术胃次全切除治疗的患者；（3）有危险胃炎的患者：严重全胃炎、胃体为主胃炎或严重萎缩；（4）抑酸治疗1年以上；（5）有较强的胃癌环境危险因素［大量吸烟，高接触粉尘、煤、石英、水泥和（或）在采石场工作］；（6）恐惧胃癌的幽门螺杆菌阳性者。

在高危人群中应根除幽门螺杆菌以预防胃癌［证据等级：1c，推荐级别：A］。

　　预防胃癌策略中需考虑的因素包括［证据等级:?，推荐级别：A］：（1）社区中准备实施人群胃癌的发病率；（2）如果未行干预，胃癌发病率的可能趋势；（3）基层医疗设施和其他后勤供应；（4）所选人群的依从性；（5）可获得的资金资助；（6）根除治疗失败时，复查和再次治疗的可能性。

　　抗生素的组合应根据当地幽门螺杆菌抗生素耐药情况进行选择［证据等级：2b，推荐级别：B］。

　　疫苗接种是消除人群中幽门螺杆菌感染的最佳选择。应下大力气开发疫苗［证据等级：4，推荐级别：A］。

　　有高风险癌前状况者需内镜随访；正确的随访时间需前瞻性研究进行确定［证据等级：2c，推荐级别：A］。

附录四 儿童幽门螺杆菌感染诊治专家共识

　　幽门螺杆菌（*Helicobacter pylori*，Hp）感染是儿科的常见问题，与儿童慢性胃炎、消化性溃疡等疾病密切相关。由于儿童自身生长发育及药物代谢的特点，成人 Hp 感染的诊治指南并不完全适用于儿童，为了规范中国儿童 Hp 感染的诊断与治疗，特制定儿童 Hp 感染的诊治专家共识。

一、儿童 Hp 感染的诊断

　　（一）Hp 的检测指征

　　1. 消化性溃疡。

　　2. 胃黏膜相关淋巴组织（MALT）淋巴瘤。

　　3. 慢性胃炎。

　　4. 一级亲属中有胃癌的患儿。

　　5. 不明原因的难治性缺铁性贫血。

　　6. 计划长期服用非甾体消炎药（NSAID）（包括低剂量阿司匹林）。

　　7. 不建议常规检测：目前尚无足够证据显示 Hp 感染与中耳炎、牙周疾病、食物过敏、特发性血小板减少性紫癜及生长发育迟缓有关。临床检查的目的是寻找潜在病因，而不是检测是否存在 Hp 感染。因此对于功能性腹痛患儿不建议行 Hp 检测。

　　（二）各种 Hp 检测方法的特点

　　检测方法包括侵入性和非侵入性两类。侵入性方法依赖胃镜检查及胃黏膜组织活检，包括快速尿素酶试验（RUT）、胃黏膜组织切片染色和胃黏膜 Hp 培养、核酸检测等。非侵入性检测方法包括尿素呼气试（UBT）、粪便 Hp 抗原检测（HpSA or SAT）和血清 Hp 抗体检测等。除了血清抗体检查，其他检查前均需停质子泵抑制剂（PPI）2 周、抗生素和铋剂 4 周。

1. RUT：敏感度 75%~100%，特异度 84%~100%，其操作简便、费用低、省时，但检测结果易受试剂 pH、取材部位、组织大小、细菌量及分布、观察时间、环境温度和胃炎严重程度等因素影响，故存在结果假阴性的情况。同时取 2 块组织进行检测（胃窦和胃体各 1 块）可以提高检测敏感性。

2. 组织学检测：敏感度 66%~100%，特异度 94%~100%，检测 Hp 的同时，可对胃黏膜病变进行诊断（HE 染色），是唯一能确诊 Hp 感染同时判断其损伤程度的方法，但 Hp 在胃内呈灶性分布，其检出率易受取材部位及大小、细菌数量及一些疾病，如消化道出血、胃黏膜萎缩等的影响。

3. Hp 培养：敏感度 55%~96%，特异度 100%，是诊断 Hp 现症感染的"金标准"，Hp 培养可进行药敏试验和细菌学研究。但复杂、耗时，需一定实验室条件，标本转送培养需专门的转送液并保持低温。

4. UBT：敏感度 75%~100%，特异度 77%~100%，可反映全胃 Hp 感染状况，不会出现因细菌灶性分布而造成的假阴性结果。13C 尿素呼气试验无放射性，适用于儿童，可用于诊断 Hp 现症感染，还可用于治疗后的复查。

5. SAT：敏感度 97%~98%，特异度 95%~100%，检查时不需要口服任何试剂，是唯一一项诊断准确性不受患儿年龄影响的无创性检测方法。该方法的准确性可与 UBT 相当。可用于 Hp 治疗前诊断和治疗后复查。

6. 血清抗体检测：敏感度 50%~100%，特异度 70%~98%，检测的抗体反映一段时间内 Hp 感染情况，Hp 根除后血清抗体可以维持很久，因此不能用于诊断现症感染，多用于流行病学调查。

7. 分子生物学检测：可用于检测粪便或胃黏膜组织等标本。其中聚合酶链反应试验（PCR）应用较为广泛。目前主要用作分子生物学及分子流行病学研究，尤其适用于菌株的 DNA 分型、耐药基因突变的检测。

（三）Hp 感染的诊断

符合下述四项之一者可判断为 Hp 现症感染：（1）细菌培养阳性；（2）组织病理学检查和 RUT（快速尿素酶试验）均阳性；（3）若组织病理学检查和 RUT 结果不一致，需进一步行非侵入性检测，如 UBT（尿素呼气试验）或 SAT（粪便 Hp 抗原检测）；（4）消化性溃疡出血时，病理组织学或 RUT 中任一项阳性。

二、儿童 Hp 感染的治疗

（一）Hp 感染根除治疗的适应证

消化性溃疡、胃 MALT 淋巴瘤必须根治。以下情况可考虑根治：（1）慢性胃炎；（2）胃癌家族史；（3）不明原因的难治性缺铁性贫血；（4）计划长期服用 NSAID（包括低剂量阿司匹林）；（5）监护人、年长儿童强烈要求治疗。

（二）Hp 感染的根除治疗

1. 根除 Hp 的常用药物：（1）抗生素：阿莫西林 50mg/（kg·d），分 2 次（最大剂量 1g，2 次/d）；甲硝唑 20mg/（kg·d），分 2 次（最大剂量 0.5g，2 次/d）；替硝唑 20mg/（kg·d），分 2 次；克拉霉素 15～20mg/（kg·d），分 2 次（最大剂量 0.5g，2 次/d）。（2）铋剂：胶态次枸橼酸铋剂（＞6 岁），6～8mg/（kg·d），分 2 次（餐前口服）。（3）抗酸分泌药：PPI：奥美拉唑，0.6～1.0mg/（kg·d），分 2 次（餐前口服）。

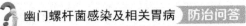

2. 根除 Hp 的治疗方案：（1）一线方案（首选方案）：适用于克拉霉素耐药率较低（＜20%）地区，方案为：PPI + 克拉霉素 + 阿莫西林，疗程 10d 或 14d；若青霉素过敏，则换用甲硝唑或替硝唑。克拉霉素耐药率较高（＞20%）的地区，含铋剂的三联疗法（阿莫西林 + 甲硝唑 + 胶态次枸橼酸铋剂）以及序贯疗法（PPI + 阿莫西林 5d，PH + 克拉霉素 + 甲硝唑 5d）可作为一线疗法。（2）二线方案：用于一线方案失败者，PPI + 阿莫西林 + 甲硝唑(或替硝唑) + 胶态次枸橼酸铋剂或伴同疗法（PPI + 克拉霉素 + 阿莫西林 + 甲硝唑），疗程 10d 或 14d。

3. 根除 Hp 的个体化治疗：个体化治疗是针对 Hp 根除治疗失败的患儿，分析其失败原因和提出处理方法。具体建议如下：（1）了解患儿以前治疗时用药的依从性，判断治疗失败的原因。（2）有条件者根据药敏试验结果选择有效抗生素，无条件者用分子检测方法（如原位免疫荧光杂交）检测克拉霉素的耐药性。（3）无条件行药敏试验，再次治疗时应尽量避免重复使用初次治疗时的抗生素或加用铋剂，对青霉素过敏的患儿可供选择的药物有限，能否选用氟喹诺酮类等药物，需根据儿童的年龄来考虑使用。（4）延长治疗时间或加大药物剂量（建议不超过药物说明书用量）。（5）抑酸剂在根除治疗中起重要作用，但 PPI 代谢的 CYP2C19 基因多态性会影响根除效果。因此，可选择作用稳定、疗效高、受 CYP2C19 基因多态性影响较小的 PPI，如埃索美拉唑，可提高根除率。（6）对多次治疗失败者，可考虑停药 3 个月或半年，使细菌恢复一定的负荷量，以便提高下一次治疗时 Hp 的根除率。（7）根除治疗失败，但症状缓解者，可暂缓再次根除治疗。

4. 根除 Hp 的辅助治疗：国内外成人 Hp 共识和 Meta 分析均指出联合应用微生态制剂可辅助治疗 Hp 感染，减少 Hp 根除过程中的不良反应，提高患者的依从性。微生态制剂是否可以提高儿童 Hp 的根除率，目前没有明确的结论。

5. 根除 Hp 的疗效判断：应在根除治疗结束至少 4 周后进行，即使患儿症状消失也建议复查，首选尿素呼气试验。符合下述三项之一者可判断为 Hp 根除：（1）UBT 阴性；（2）SAT 阴性；（3）基于胃窦、胃体两个部位取材的 RUT 均阴性。

（摘自中华儿科杂志，2015，53（07）：496－498. 中华医学会儿科学分会消化学组）

附录五 中国慢性胃炎共识意见（2012年，上海）

自2006年9月在上海召开的全国慢性胃炎研讨会制订了《中国慢性胃炎共识意见》以来，国际上有关慢性胃炎的诊疗出现了某些新进展，慢性胃炎的分级分期评估系统（OLGA）、欧洲《胃癌癌前状态处理共识意见》、Maastricht Ⅳ 共识提出幽门螺杆菌（Hp）与慢性胃炎和胃癌的关系及根除 Hp 的作用、慢性胃炎内镜和病理诊断手段的进步等，这些均促使我们要及时更新共识意见。为此，由中华医学会消化病学分会主办，上海交通大学医学院附属仁济医院、上海市消化疾病研究所承办的2012年全国慢性胃炎诊治共识会议于2012年11月9~10日在上海召开。82名来自全国各地的消化病学专家对此前起草小组专家撰写的共识意见草案进行了反复的讨论和修改，并以无记名投票形式通过了《中国慢性胃炎共识意见》。表决选择：①完全同意；②同意，但有一定保留；③同意，但有较大保留；④不同意，但有保留；⑤完全不同意；若选择①者所占比例 >2/3 或选择①和②者所占比例 >85% 即通过该条款。全文如下。

一、流行病学

1. 由于多数慢性胃炎患者无任何症状，因此难以获得确切的患病率。估计的慢性胃炎患病率大致与当地人群中 Hp 感染率平行，可能高于或略高于 Hp 感染率。

Hp 现症感染者几乎均存在慢性胃炎（见后述条款），用血清学方法检测（现症感染或既往感染）阳性者绝大多数存在慢性胃炎。除 Hp 感染外，胆汁反流、药物、自身免疫性等因素也可引起慢性胃炎。因此，人群中慢性胃炎的患病率高于或略高于 Hp 感染率。

2. 慢性胃炎特别是慢性萎缩性胃炎的患病率一般随年龄增加而上升。慢性胃炎包括慢性萎缩性胃炎的患病率一般随年龄的增加而升高，这主要与 Hp 感染率随年龄增加而上升有关，萎缩、肠上皮化生（以下简称肠化）与"年龄老化"也有一定关系。这也反映了 Hp 感染产生的免疫反应导致胃黏膜损伤所需的演变过程。其患病率与性别的关系不大。

3. 慢性胃炎人群中，慢性萎缩性胃炎的比例在不同国家和地区之间存在较大差异，一般与胃癌的发病率呈正相关。

慢性萎缩性胃炎的发生是 Hp 感染、环境因素和遗传因素共同作用的结果。在不同国家或地区的人群中，慢性萎缩性胃炎的患病率大不相同；此差异不但与各地区 Hp 感染率差异有关，也与感染的 Hp 毒力基因差异、环境因素不同和遗传背景差异有关。胃癌高发区慢性萎缩性胃炎的患病率高于胃癌低发区。

4. 我国慢性萎缩性胃炎的患病率较高，内镜下肉眼观察和病理诊断的符合率有待进一步提高。2011 年，由中华医学会消化内镜学分会组织开展了一项横断面调查，纳入包括 10 个城市、30 个中心、共计 8907 例有上消化道症状、经胃镜证实的慢性胃炎患者。结果表明，在各型慢性胃炎中，慢性非萎缩性胃炎最常见（59.3%），其次是慢性非萎缩或萎缩性胃炎伴糜烂（49.4%），慢性萎缩性胃炎比例高达 23.2%（但多为轻度）。胃窦的 Hp 阳性率为 33.5%，胃体为 23.0%；胃窦病理提示萎缩者占 35.1%，高于内镜提示萎缩的比例（23.2%）；伴肠化者占 32.0%，上皮内瘤变（与异型增生同义）占 10.6%。研究表明我国目前慢性萎缩性胃炎的发病率较高，内镜和病理诊断的符合率有待进一步提高。

二、内镜部分

1. 慢性胃炎的内镜诊断，是指内镜下肉眼或特殊成像方法所见的黏膜炎性变化，需与病理检查结果结合作出最终判断。慢性萎缩性胃炎的诊断有内镜诊断和病理诊断，而内镜下判断的萎缩与病理诊断的符合率较低，确诊应以病理诊断为依据。

2. 内镜下将慢性胃炎分为慢性非萎缩性胃炎（即旧称的慢性浅表性胃炎）及慢性萎缩性胃炎两大基本类型。如同时存在平坦或隆起糜烂、出血、黏膜皱襞粗大或胆汁反流等征象，则可依次诊断为慢性非萎缩性胃炎或慢性萎缩性胃炎伴糜烂、胆汁反流等。

由于多数慢性胃炎的基础病变都是炎性反应（充血渗出）或萎缩，因此，将慢性胃炎分为慢性非萎缩性胃炎及慢性萎缩性胃炎是合理的，也有利于与病理诊断的统一。

3. 慢性非萎缩性胃炎内镜下可见黏膜红斑，黏膜出血点或斑块，黏膜粗糙伴或不伴水肿，及充血渗出等基本表现。而其中糜烂性胃炎有 2 种类型，即平坦型和隆起型，前者表现为胃黏膜有单个或多个糜烂灶，其大小从针尖样到最大径数厘米不等；后者可见单个或多个疣状、膨大皱襞状或丘疹样隆起，最大径 5 ~ 10mm，顶端可见黏膜缺损或脐样凹陷，中央有糜烂。

4. 慢性萎缩性胃炎内镜下可见黏膜红白相间，白相为主，皱襞变平甚至消失，部分黏膜血管显露；可伴有黏膜颗粒或结节状等表现。

5. 特殊类型胃炎的内镜诊断，必须结合病因和病理。特殊类型胃炎的分类与病因、病理有关，包括化学性、放射性、淋巴细胞性、肉芽肿性、嗜酸细胞性及其他感染性疾病所致者等。

6. 根据病变分布，内镜下慢性胃炎可分为胃窦炎、胃体炎、全胃炎胃窦为主或全胃炎胃体为主。内镜下较难做出慢性胃炎各种病变的轻、中、重度分级，主要是因现有内镜分类存在人为主观因素或过于烦琐等缺点，合理而实用的分级有待进一步研究和完善。

7. 放大内镜结合染色对内镜下胃炎病理分类有一定帮助。放大胃镜结合染色，能清楚地显示胃黏膜微小结构，对胃炎的诊断和鉴别诊断及早期发现上皮内瘤变和肠化具有参考价值。目前亚甲基蓝染色结合放大内镜对肠化和上皮内瘤变仍保持了较高的准确率。苏木精、靛胭脂染色也显示了对于上皮内瘤变的诊断作用。

8. 内镜电子染色技术结合放大内镜对慢性胃炎诊断及鉴别诊断有一定价值。共聚焦激光显微内镜可以实时观察胃黏膜的细微结构，对于慢性胃炎以及肠化和上皮内瘤变与活组织检查诊断一致率较高。

电子染色结合放大内镜对于慢性胃炎以及胃癌前病变具有较高的敏感度和特异度，但其具体表现特征及分型尚无完全统一的标准。

共聚焦激光显微内镜等光学活组织检查（以下简称活检）技术对胃黏膜的观察可达到细胞水平，能够实时辨认胃小凹、上皮细胞、杯状细胞等细微结构变化，对慢性胃炎的诊断和组织学变化分级（慢性炎性反应、活动性、萎缩和肠化）具有一定的参考价值。同时，光学活检可选择性对可疑部位进行靶向活检，有助于提高活检取材的准确性。

9. 活检应根据病变情况和需要，取 2 块或更多。内镜医师应向病理医师提供取材部位、内镜所见和简要病史等资料。有条件时，活检可在色素或电子染色放大内镜引导下进行。活检重点部位应位于胃窦、胃角、胃体小弯侧及可疑病灶处。

三、病理组织学

1. 各种病因所致的胃黏膜炎性反应称为胃炎。以急性炎性细胞（中性粒细胞）浸润为主时称为急性胃炎，以慢性炎性细胞（单个核细胞，主要是淋巴细胞、浆细胞）浸润为主时称为慢性胃炎。当胃黏膜在慢性炎性细胞浸润同时见到急性炎性细胞浸润时称为慢性活动性胃炎或慢性胃炎伴活动。

胃肠道黏膜是人体免疫系统的主要组成部分，存在着生理性免疫细胞（主要是淋巴细胞、组织细胞、树突状细胞、浆细胞），常规镜检时，免疫细胞与慢性炎性细胞目前在病理组织学上难以区分。病理学家建议基于实际工作的可行性，将高倍镜下平均每个腺管仅一个单个核细胞浸润者不作为"病理性"胃黏膜对待（超过此值则可视为病理性）。

2. 为准确判断并达到高度的可重复性，胃黏膜活检标本的基本要求为：活检取材块数和部位由内镜医师根据需要决定；活检组织取出后尽快固定，包埋应注意方向性。

3. 慢性胃炎观察内容包括 5 项组织学变化和 4 个分级。5 项组织学变化包括 Hp 感染、慢性炎性反应（单个核细胞浸润）、活动性（中性粒细胞浸润）、萎缩（固有腺体减少）、肠化（肠上皮化生）。4 个分级包括 0 提示无，＋提示轻度，＋＋提示中度，＋＋＋提示重度。参见附录的"直观模拟评分法"。

四、螺杆菌属细菌感染与慢性胃炎

螺杆菌属细菌目前已有近 40 种，新的细菌还在不断发现中。Hp 或海尔曼螺杆菌感染会引起慢性胃炎。

1. Hp 感染是慢性活动性胃炎的主要病因。Hp 感染与慢性活动性胃炎的关系符合 Koch 提出的确定病原体为疾病病因的 4 项基本法则（Koch's postulates）：80%～95% 的慢性活动性胃炎患者胃黏膜中有 Hp 感染，而 5%～20% 的 Hp 阴性率则反映了慢性胃炎病因的多样性；Hp 相关性胃炎患者 Hp 的胃内分布与炎性反应一致；根除 Hp 可使胃黏膜炎性反应消退，一般中性粒细胞消退较快，淋巴细胞、浆细胞消退需较长时间；志愿者和动物模型已证实 Hp 感染可引起慢性胃炎。

在结节状胃炎中，Hp 的感染率最高，可接近 100%。该型胃炎多见于年轻女性，胃黏膜病理组织则以大量淋巴滤泡为主。

2. Hp 感染几乎都会引起胃黏膜活动性炎性反应，长期感染后部分患者可发生胃黏膜萎缩和肠化；宿主、环境和 Hp 因素的协同作用决定了 Hp 感染后相关性胃炎的类型和发展。

Hp 感染几乎都会引起胃黏膜活动性炎性反应；胃黏膜活动性炎性反应的存在高度提示 Hp 感染。长期 Hp 感染所致的炎性反应、免疫反应可使部分患者发生胃黏膜萎缩和肠化。Hp 相关性慢性胃炎有 2 种常见类型：全胃炎胃窦为主胃炎和全胃炎胃体为主胃炎。前者胃酸分泌增加，发生十二指肠溃疡的危险性增加；后者胃酸分泌减少，发生胃癌的危险性增加。宿主（如白细胞介素－1B 等细胞因子基因多态性）、环境（吸烟、高盐饮食等）和 Hp 因素（毒力基因）的协同作用决定了 Hp 感染相关性胃炎的类型以及萎缩和肠化的发生和发展。

3. 根除 Hp 可使部分患者的消化不良症状得到改善。多数 Hp 相关性胃炎患者无任何症状；有消化不良症状者就其症状而言可归属于广义的功能性消化不良的范畴。因此，根除 Hp 是否可消除慢性胃炎消化不良症状可基于功能性消化不良的研究结果。Meta 分析表明，根除 Hp 可使部分功能性消化不良患者的症状得到长期改善，是消除或改善消化不良症状治疗方案中最经济有效的策略。研究表明，治疗前胃黏膜炎性反应和活动性程度高或以上腹疼痛为主者，根除 Hp 后症状改善更显著。

4. 根除 Hp 可消除 Hp 相关性慢性胃炎活动性，使慢性炎性反应程度减轻，防止胃黏膜萎缩和肠化进一步发展；可使部分患者的萎缩得到逆转。

大量研究证实，根除 Hp 可使慢性胃炎胃黏膜组织学发生改变，包括消除活动性，减轻慢性炎性反应的程度。Meta 分析表明，根除 Hp 可使部分患者的胃黏膜萎缩得到逆转，但肠化似乎难以逆转。一些因素可影响萎缩、肠化逆转的判断，如活检部位差异、随访时间的长短、Hp 感染胃黏膜大量炎性细胞浸润造成的萎缩假象等。萎缩发展过程中可能存在不可逆转点，如超过该点就难以逆转。多数研究表明，根除 Hp 可在一定程度上防止胃黏膜萎缩和肠化的进一步发展。

5. 海尔曼螺杆菌感染亦可引起慢性胃炎。在慢性胃炎患者中，海尔曼螺杆菌的感染率为 0.15%～0.20%。与 Hp 感染相比，海尔曼螺杆菌感染者胃黏膜炎性反应程度较轻，根除海尔曼螺杆菌也可使胃黏膜炎性反应消退。海尔曼螺杆菌感染也可引起胃黏膜相关淋巴样组织（MALT）淋巴瘤。

五、临床表现、诊断与治疗

1. 多数慢性胃炎患者无任何症状，有症状者主要为消化不良，且为非特异性；消化不良症状的有无和严重程度与慢性胃炎的内镜所见及胃黏膜的病理组织学分级无明显相关性。

部分慢性胃炎患者可出现上腹痛、饱胀等消化不良症状。有消化不良症状的慢性胃炎与功能性消化不良患者在临床表现和精神心理状态上无显著差异。有学者发现 85% 的功能性消化不良患者存在胃炎，且 51% 合并 Hp 感染。该数据在不同地区因 Hp 感染率而异。部分慢性胃炎患者可同时存在胃食管反流病和消化道动力障碍，尤其在一些老年患者，其下食管括约肌松弛和胃肠动力障碍尤为突出。流行病学研究显示，50%～70% 的老年人存在慢性萎缩性胃炎。不同内镜表现和病理组织学结果的患者症状无特异性，且症状的严重程度与内镜所见和病理组织学分级无明显相关性。

2. 慢性胃炎的确诊主要依赖内镜检查和胃黏膜活检，尤其是后者的诊断价值更大。鉴于多数慢性胃炎患者无任何症状，即使有症状也缺乏特异性，而且缺乏特异性体征，因此根据症状和体征难以做出慢性胃炎的正确诊断。慢性胃炎的确诊主要依赖内镜检查和胃黏膜活检组织学检查，尤其是后者的诊断价值更大（详见本文前述的"内镜部分"和"病理组织学部分"的相关内容）。

3. 慢性胃炎的诊断应力求明确病因，建议常规检测 Hp。Hp 感染是慢性胃炎的主要病因，建议作为慢性胃炎病因诊断的常规检测。在慢性胃炎中，胃体萎缩者血清促胃液素 G17 水平显著升高，胃蛋白酶原Ⅰ或胃蛋白酶原Ⅰ和Ⅱ的比值降低；胃窦萎缩者，前者降低，后者正常；全胃萎缩者则两者均降低。因此，血清促胃液素 G17 以及胃蛋白酶原Ⅰ和Ⅱ的检测有助于判断胃黏膜有无萎缩和萎缩的部位。萎缩性胃体炎可由 Hp 感染或自身免疫所致，怀疑自身免疫所致者建议检测血清促胃液素、维生素 B_{12} 以及壁细胞抗体、内因子抗体等。

4. 慢性胃炎的治疗目的是缓解症状和改善胃黏膜炎性反应；治疗应尽可能针对病因，遵循个体化原则。慢性胃炎的治疗目的是缓解症状和改善胃黏膜组织学。慢性胃炎消化不良症状的处理与功能性消化不良相同。无症状、Hp 阴性的慢性非萎缩性胃炎无须特殊治疗；但对慢性萎缩性胃炎，特别是严重的慢性萎缩性胃炎或伴有上皮内瘤变者应注意预防其恶变。

5. Hp 阳性的慢性胃炎有胃黏膜萎缩、糜烂或消化不良症状者，推荐根除 Hp。Hp 相关性胃炎是否均需根除 Hp 尚缺乏统一意见。国内 Hp 感染处理共识推荐对有胃黏膜萎缩、糜烂或有消化不良症状者根除 Hp。前已述及，慢性胃炎的主要症状为消化不良，其症状应属于功能性消化不良。根除治疗可使 Hp 阳性的功能性消化不良患者症状得到长期缓解。根除 Hp 可使胃黏膜组织学得到改善，对预防消化性溃疡和胃癌等有重要意义，对改善或消除消化不良症状也具有费用 – 疗效比优势。

6. 有胃黏膜糜烂和（或）以反酸、上腹痛等症状为主者，可根据病情或症状严重程度选用抑酸剂、H_2 受体拮抗剂或质子泵抑制剂（PPI）。

胃酸和胃蛋白酶在胃黏膜糜烂（尤其是平坦糜烂）、反酸和上腹痛等症状的发生中起重要作用，抗酸或抑酸治疗对愈合糜烂和消除上述症状有效。抗酸剂作用短暂；包括奥美拉唑、埃索美拉唑、兰索拉唑、雷贝拉唑和泮托拉唑等在内的 PPI 抑酸作用强而持久，可根据病情或症状严重程度选用。某些患者选择适度抑酸治疗可能更经济且不良反应较少。

7. 根据患者症状可选用促动力药、消化酶制剂等。上腹饱胀、恶心或呕吐等为主要症状者可用促动力药，而伴胆汁反流者则可应用促动力药和（或）有结合胆酸作用的胃黏膜保护剂。具有明显的进食相关的腹胀、纳差等消化不良症状者，可考虑应用消化酶制剂。

胆汁反流也是慢性胃炎的病因之一。幽门括约肌功能不全导致胆汁反流入胃，后者削弱或破坏胃黏膜屏障功能，使胃黏膜遭到消化液作用，产生炎性反应、糜烂、出血和上皮化生等病变。上腹饱胀或恶心、呕吐的发生可能与胃排空迟缓相关，胃动力异常是慢性胃炎不可忽视的因素。促动力药如莫沙必利、盐酸伊托必利和多潘立酮等可改善上述症状，并可防止或减少胆汁反流。胃黏膜保护剂如硫糖铝、替普瑞酮、吉法酯、瑞巴派特、依卡倍特等可改善胃黏膜屏障，促进胃黏膜糜烂愈合，但对症状改善作用尚有争议。而有结合胆酸作用的铝碳酸镁制剂，可增强胃黏膜屏障并可结合胆酸，从而减轻或消除胆汁反流所致的胃黏膜损害。

在排除了胃排空迟缓引起的饱胀、胃出口梗阻、胃黏膜屏障减弱或胃酸过多导致的胃黏膜损伤（如合并有消化性溃疡和较重糜烂者）情况下，可针对进食相关的腹胀、纳差等消化不良症状而应用消化酶制剂（如复方阿嗪米特、米曲菌胰酶、各种胰酶制剂等）缓解相应症状。

8. 有明显精神心理因素的慢性胃炎患者可用抗抑郁药或抗焦虑药。精神心理因素与消化不良症状发生相关，睡眠障碍或有明显精神因素者，常规治疗无效和疗效差者，可考虑进行精神心理治疗。

9. 中医中药可用于慢性胃炎的治疗。

六、慢性胃炎的转归、慢性萎缩性胃炎的随访与癌变预防

1. 慢性胃炎的转归包括逆转、持续稳定和病变加重状态。慢性萎缩性胃炎多数稳定，但中重度者不加任何干预则可能进一步发展。伴有上皮内瘤变者发生胃癌的危险性有不同程度的增加。

多数慢性非萎缩性胃炎患者病情较稳定，特别是不伴有 Hp 持续感染者。某些患者随着年龄增加，因衰老而出现萎缩等组织病理学改变，更新的观点认为无论年龄，持续 Hp 感染可能导致慢性萎缩性胃炎。

反复或持续 Hp 感染、不良饮食习惯等均为加重胃黏膜萎缩和肠化的潜在因素。水土中含过多硝酸盐和亚硝酸盐、微量元素比例失调、吸烟、长期饮酒，缺乏新鲜蔬菜与水果及所含的必要营养素，经常食用霉变、腌制、熏烤和油炸食品等快餐食物，过多摄入食盐，有胃癌家族史，均可增加慢性萎缩性胃炎患病风险或加重慢性萎缩性胃炎甚至增加癌变可能。

慢性萎缩性胃炎常并发肠化，少数出现上皮内瘤变，经历长

期的演变，少数病例可发展为胃癌。低级别上皮内瘤变大部分可逆转而较少恶变为胃癌。

2. Hp 相关性胃窦炎易发生十二指肠溃疡，多灶萎缩者易发生胃溃疡。部分 Hp 相关性胃炎（＜20%）可发生消化性溃疡：以胃窦炎性反应为主者易发生十二指肠溃疡，而多灶萎缩者易发生胃溃疡。部分慢性非萎缩性胃炎可发展为慢性萎缩性胃炎。

3. 慢性萎缩性胃炎尤其是伴有中重度肠化或上皮内瘤变者，要定期内镜和病理组织学检查随访。

一般认为，中、重度慢性萎缩性胃炎有一定的癌变率。为了既减少胃癌的发生，又方便患者且符合医药经济学要求，活检有中至重度萎缩并伴有肠化的慢性萎缩性胃炎 1 年左右随访 1 次，不伴有肠化或上皮内瘤变的慢性萎缩性胃炎可酌情内镜和病理随访。伴有低级别上皮内瘤变并证明此标本并非来自于癌旁者，根据内镜和临床情况缩短至 6 个月左右随访 1 次；而高级别上皮内瘤变须立即确认，证实后采取内镜下治疗或手术治疗。

为了便于对病灶监测、随访，有条件时可考虑进行胃黏膜定标活检（MTB）。该技术采用胃黏膜定标活检钳和定标液对活检部位进行标记定位，同时取材活检，可对可疑病变进行准确定位和长期随访复查。糜烂性胃炎建议的定标部位为病灶处，慢性萎缩性胃炎的定标部位为胃窦小弯、胃窦大弯、胃角、胃体小弯、胃体大弯及病灶处。

但需指出的是，萎缩病灶本身就呈"灶状分布"，原定标部位变化不等于未定标部位变化。不能简单拘泥于与上次活检部位的一致性而忽视了新发病灶的活检。目前认为萎缩或肠化的范围（见本共识意见的"需进一步研究的问题"中 OLGA 分级分期系统内容）是判断严重程度的重要指标，这是定标活检所不能反映的。

4. 根除 Hp 可能减缓癌变进程和降低胃癌发生率，但最佳的干预时间为胃癌前病变（包括萎缩、肠化和上皮内瘤变）发生前。

较多研究发现，Hp 感染有促进慢性萎缩性胃炎发展为胃癌的作用。根除 Hp 可以明显减缓癌前病变的进展，并有可能减少胃癌发生的危险。新近发表的一项根除 Hp 后随访 14.7 年的研究报告称，Hp 根除治疗组（1130 例）和安慰剂组（1128 例）的胃癌发生率分别是 3.0% 和 4.6%。根除 Hp 对于轻度慢性萎缩性胃炎将来的癌变具有较好的预防作用。根除 Hp 对于癌前病变病理组织学的好转有利。

某些具有生物活性功能的维生素，如维生素 C 以及微量元素硒可能降低胃癌发生的危险度。对于部分体内低叶酸水平者，适量补充叶酸可改善慢性萎缩性胃炎病理组织状态而减少胃癌的发生。

七、需进一步研究的问题

1. Hp 毒力基因在其感染后不同临床结局中的作用尚需进一步研究和综合分析。Hp 感染有不同临床结局，如慢性非萎缩性胃炎、慢性萎缩性胃炎、消化性溃疡、胃癌等。一般认为，其感染结局的多样性是 Hp、宿主和环境等因素综合作用的结果。Hp 因素主要指其携带的毒力或毒力相关基因，如 cagA、vacA、cagA 致病岛基因、iceA、babA2 等，但感染携带这些基因的 Hp 与其临床结局的相关性尚存争议，有待进一步研究澄清。

2. Hp 感染在淋巴细胞性胃炎、Ménétrier 病、自身免疫性胃炎或 Russell 小体胃炎（Russell body gastritis）的发病中可能起作用。

（1）淋巴细胞性胃炎：是一种特殊类型的慢性胃炎，较少见，病因尚不清楚。其病理特征为胃黏膜上皮内有显著的淋巴细胞浸润。一项较大样本（51 例）的多中心研究表明，Hp 阳性的淋巴细胞性胃炎在根除 Hp 后绝大多数（95.8%）患者的胃炎得到显著改善，而服用奥美拉唑或安慰剂的对照组仅 53.8% 得到改善，未改善者在根除 Hp 后均得到改善。提示 Hp 阳性的淋巴细胞性胃炎根除治疗对部分患者有效。

（2）Ménétrier 病：以胃体底巨大黏膜皱襞和低蛋白血症为特征，其病因尚不清楚。已有若干 Hp 阳性 Ménétrier 病在根除 Hp 后得到缓解或痊愈的报道。目前已将检测和根除 Hp 作为 Ménétrier 病处理的策略之一。

（3）自身免疫性胃炎：是发生在自身免疫基础上以胃体黏膜炎性反应和萎缩为病理特征的胃炎。在遗传易感个体，Hp 感染可激活胃 $CD4^+$ Th1 淋巴细胞，后者可交叉识别蛋白和壁细胞 $H^+K^+ - ATP$ 酶共享的表位，即通过分子模拟机制，参与胃自身免疫。Hp 在自身免疫性胃炎的早期阶段起作用；发生萎缩前，根除 Hp 有望在一定程度上治愈自身免疫性胃炎。

（4）Russell 小体胃炎是一种罕见的以胃黏膜中胞质富含 Russell 小体（PAS 染色阳性）的浆细胞浸润为特征的胃炎。该型胃炎可并发胃溃疡，组织学上需与印戒细胞癌和 MALT 淋巴瘤鉴别。根除 Hp 可使多数 Russell 小体胃炎好转。

3. 环氧合酶（COX2）抑制剂与胃癌的预防问题需要继续研究。

虽然某些报道认为 COX2 抑制剂有一定降低胃癌发生的作用，但鉴于存在诱发心血管事件发生的可能，不主张在一般人群中应用。

4. 关于国际上部分专家提出的有关慢性胃炎的 OLGA 分级分期系统，是否适合我国应用尚待研究。

2005 年，国际萎缩研究小组提出了如下不同于新悉尼胃炎系统的胃黏膜炎性反应和萎缩程度的分期标准，此后国际工作小组总结成为 OLGA 分级分期评估系统（表 1）。该系统不同于新悉尼胃炎分类系统，而旨在将慢性胃炎的病理组织学、临床表现和癌变危险联系起来分析。但其是否适合于目前我国的临床工作，尚待研究。

表1　胃黏膜萎缩程度分期

组　　别	胃　　体			
	无萎缩（0分）	轻度萎缩（1分）	中度萎缩（2分）	重度萎缩（3分）
胃窦无萎缩（0分）	0期	I期	II期	II期
胃窦轻度萎缩（1分）	I期	II期	II期	III期
胃窦中度萎缩（2分）	II期	II期	III期	IV期
胃窦重度萎缩（3分）	III期	III期	IV期	IV期

附录：慢性胃炎的病理诊断标准及有关注意事宜

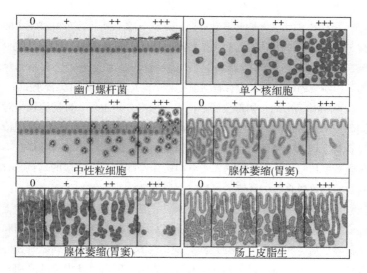

图1　直观模拟评分法

注解:

1. 慢性胃炎常见病变主要分为萎缩性和非萎缩性,不再用"浅表性"。因为"浅表"对应于"深层",是深浅的划分用语,不能反映胃黏膜腺体的数量。

2. 慢性胃炎按照病变的部位分为胃窦为主胃炎、胃体为主胃炎和全胃炎。

3. 慢性胃炎有少部分是特殊类型胃炎,如化学性胃炎、淋巴细胞性胃炎、肉芽肿性胃炎、嗜酸细胞性胃炎、胶原性胃炎、放射性胃炎、感染性(细菌、病毒、真菌和寄生虫)胃炎和 Ménétrier 病等。

4. 萎缩的定义:胃黏膜萎缩是指胃固有腺体减少,组织学上有 2 种类型。①化生性萎缩,胃黏膜固有层部分或全部由肠上皮腺体组成;②非化生性萎缩,胃黏膜层固有腺体数目减少,取代成分为纤维组织或纤维肌性组织或炎性细胞(主要是慢性炎性细胞)。

5. 只要慢性胃炎病理活检显示固有腺体萎缩,即可诊断为慢性萎缩性胃炎,而不管活检标本的萎缩块数和程度。临床医师可根据病理结果并结合内镜所见,最后作出萎缩范围和程度的判断。

6. 早期或多灶性慢性萎缩性胃炎胃黏膜萎缩呈灶状分布。需注意的是取材于糜烂或溃疡边缘的黏膜常存在腺体破坏,其导致的腺体数量减少不能被视为慢性萎缩性胃炎。此外,活检组织太浅、组织包埋方向不当等因素均可影响萎缩的判断,没有看到固有膜全层是不能判断有无萎缩的。

7. 病理诊断应对不同部位的活检组织标本分别报告。胃镜活检中对于不同部位采取活检时,应对相应活检标本分开固定和标注清楚。病理检查时标本要分别标注序号及分别包埋,切片观察后诊断时同样需分别对不同部位组织发出报告。此种报告方式可向临床医师反馈更直接的信息,有利于胃镜医师检验自己的胃镜下观察能力和提高判断准确性。

8. 多年来应用"异型增生"表示胃癌的癌前病变,近年来改为"上皮内瘤变"。异型增生分为轻度、中度和重度,上皮内瘤变分为低级别和高级别。异型增生和上皮内瘤变是同义词,后者是 WHO 国际癌症研究协会推荐使用的术语。目前国际上对此术语的应用和国内对此术语的采用及译法意见并未完全统一。

9. 组织学对 5 项组织学变化和 4 个分级的细述。

①*H. pylori* 感染：观察胃黏膜黏液层、表面上皮、小凹上皮和腺管上皮表面的 *H. pylori*。0：特殊染色片上未见 *H. pylori*；＋：偶见或小于标本全长 1/3 有少数 *H. pylori*；＋＋：*H. pylori* 分布达到或超过标本全长 1/3 而未达 2/3 或连续性、薄而稀疏地存在于上皮表面；＋＋＋：*H. pylori* 成堆存在，基本分布于标本全长。肠化黏膜表面通常无 *H. pylori* 定植，宜在非肠化处寻找。对炎性反应明显而 HE 染色切片未发现 *H. pylori* 的，要作特殊染色仔细寻找，推荐用较简便的 Giemsa 染色，也可按各病理科惯用的染色方法。

②慢性炎性反应（单个核细胞浸润）：根据黏膜层慢性炎性细胞的密集程度和浸润深度分级，两可时以前者为主。0：每个高倍视野中单个核细胞（包括光学显微镜下无法区分的淋巴细胞、浆细胞等）不超过 5 个，如数量略超过正常而内镜下无明显异常，病理可诊断为基本正常；＋：慢性炎性细胞较少并局限于黏膜浅层，不超过黏膜层的 1/3；＋＋：慢性炎性细胞较密集，不超过黏膜层的 2/3；＋＋＋：慢性炎性细胞密集，占据黏膜全层。计算密集程度时要避开淋巴滤泡及其周围的小淋巴细胞区。

③活动性（中性粒细胞浸润）。0：慢性炎性背景上无中性粒细胞浸润；＋：黏膜固有层有少数中性粒细胞浸润；＋＋：中性粒细胞较多存在于黏膜层，可见于表面上皮细胞、小凹上皮细胞或腺管上皮内；＋＋＋：中性粒细胞较密集，或除中度所见外还可见小凹脓肿。

④萎缩：萎缩程度以胃固有腺体减少各 1/3 来计算。0：固有腺体数无减少；＋：固有腺体数减少不超过原有腺体数的 1/3；＋＋：固有腺体数减少介于原有腺体数的 1/3 ~ 2/3；＋＋＋：固有腺体数减少超过 2/3，仅残留少数腺体，甚至完全消失。局限于胃小凹区域的肠化不能算萎缩。黏膜层出现淋巴滤泡不算萎缩，要观察其周围区域的腺体情况来决定。一切引起黏膜损伤的原因其病理过程都可造成腺体数量减少，不一定就是慢性萎缩性胃炎。切片中未见到黏膜肌层者，失去了判断有无萎缩的依据，不能"推测"诊断。

⑤肠化。0：无肠化；＋：肠化区占腺体和表面上皮总面积 1/3 以下；＋＋：占 1/3 ~ 2/3；＋＋＋：占 2/3 以上。

⑥其他组织学特征：不需要分级的组织学变化出现时需注明。分为非特异性和特异性两类，前者包括淋巴滤泡、小凹上皮增生、胰腺化生和假幽门腺化生等；后者包括肉芽肿、聚集的嗜酸粒细胞浸润、明显上皮内淋巴细胞浸润和特异性病原体等。假幽门腺化生是泌酸腺萎缩的指标，判断时要核实取材部位。胃角部活检见到黏液分泌腺的不宜诊断为假幽门腺化生。

⑦有上皮内瘤变的要注明等级。

10. 胃镜活检标本的采集：由于慢性胃炎时炎性反应程度、腺体肠化、腺体萎缩、间质增生等病理组织学变化是不均匀分布的，因此，对于胃镜活检需要具备一定基本条件。

①胃镜活检钳的直径需 > 2mm（因为胃黏膜一个小区的宽度为1.5mm，深度为1.5mm），可采用全（或半）张开活检钳方法活检。

②活检组织拉出胃镜镜筒后立刻放入固定液（10s 内为佳，以免干燥影响制片，固定液为中性缓冲 4% 甲醛溶液）。

③病理科在包埋组织时需确认黏膜的表面与深面，确保切片后可以观察到黏膜全层；否则，将失去判断有无萎缩的基本条件。

附录六　陶可胜及其团队研究幽门螺杆菌感染经历

1991—1995 年，陶可胜医师参与泰山医学院病理教研室王学春教授（当时任病理教研室助教，现任泰山医学院院长）团队"胃黏膜病理组织切片特殊染色观察幽门螺杆菌形态研究"工作。

1996—1997 年，陶可胜医师在省立医院消化内科进修期间，参与消化内科秦成勇教授（当时任内科副主任，现任省立医院院长）团队"胃镜下胃黏膜快速幽门螺杆菌检测及与胃病关系研究"工作。

1997—2000 年，陶可胜医师在肥城矿务局中心医院工作期间，开展快速尿素酶法检测幽门螺杆菌工作，并与病理科张伟医师（现任中国人民解放军海军 401 医院病理科主任）等，合作开展"幽门螺杆菌病理染色"和"胃黏膜相关淋巴组织淋巴瘤与幽门螺杆菌感染关系研究"工作。期间研究成果如下：

1. 陶可胜. 得乐冲剂治疗非溃疡性消化不良 ［J］. 中国幽门螺杆菌研究，1997，3：204.

2. 陶可胜，张伟，等. 胃黏膜相关淋巴组织淋巴瘤 2 例 ［J］. 中华消化杂志，1999，19（2）：124.

3. 陶可胜，张伟，等. 胃黏膜相关淋巴组织淋巴瘤 ［J］. 肿瘤研究与临床，1999，11（1）：49 - 40.

4. 张伟，陶可胜，杨爱清，等. 胃黏膜相关淋巴组织淋巴瘤二例报告 ［J］. 齐鲁肿瘤杂志，1999，6（1）：70.

2000—2005 年，陶可胜团队在泰安市中医二院工作期间，开展幽门螺杆菌感染中西医结合诊治与预防系列研究工作，2004 年在泰安地区率先开展 C^{14} 呼气法检测幽门螺杆菌感染工作，治愈了大量感染患者。期间研究成果如下：

1. 陶可胜. 幽门螺杆菌感染 [M]. 北京：国家知识产权出版社，2005.

2. 冯承水，陶可胜. 清热和胃胶囊治疗幽门螺杆菌阳性胃溃疡 [J]. 社区医学杂志，2005，3（6）：21 – 23.

3. 冯承水，陶可胜. 老年人胃病幽门螺杆菌感染调查 [J]. 中华腹部疾病杂志，2005，5（7）：505.

4. 冯承水，陶可胜. 泰安市胃病患者幽门螺杆菌感染状况分析 [J]. 山东医药杂志，2005，45（19）：23.

5. 2005 年 10 月 19 日，经泰安市科技局组织，由山东大学秦成勇教授、山东中医药大学曹志群教授、泰山医学院邵先玉教授等七人组成的专家组，对陶可胜团队主持的"幽门螺杆菌感染中西医结合诊治与预防研究"课题进行成果鉴定，达到国内领先水平。

2005—2011 年，陶可胜团队宣传推广防治幽门螺杆菌感染经验，并带动泰安及周边地区二级、三级医院普遍开展该工作。

1. 2006 年 7 月，"幽门螺杆菌感染中西医结合诊治与预防研究"获泰安市科学技进步二等奖。

2. 2009 年 6 月，陶可胜医师作为基层医院代表，应邀参加了在北京奥运村举办的"第四届全国幽门螺杆菌感染及消化疾病诊治临床论坛会议"。

3. 2009 年 12 月，《幽门螺杆菌感染》获山东省医学科技奖成果推广应用科技进步三等奖。

4. 2010 年 7 月，"幽门螺杆菌感染规范化治疗"推广应用，被泰安市卫生局确定为泰安市卫生强基工程适宜技术推广项目。

5. 马晓兰，陶可胜．幽门螺杆菌感染的中医研究现状与进展［J］．中国社区医师，2010，12（33）：8.

6. 陶可胜，等．幽门螺杆菌感染［M］．2 版．北京：知识产权出版社，2010.

7. 陶可胜，刘传兵．幽门螺杆菌感染治疗方案及选择［J］．中国社区医师，2010，26（10）：12.

8. 2010 年 12 月，《幽门螺杆菌感染》获泰安市科学技术协会优秀科普资源三等奖。

9. 范庆云，马晓兰，潘锦敦，等．幽门螺杆菌感染中西医诊治［M］．北京：中医古籍出版社，2011.

10. 2011 年 12 月，《幽门螺杆菌感染》（第二版）获泰安市科学技术协会优秀科普资源奖三等奖。

11. 2011 年 12 月《幽门螺杆菌感染中西医诊治》获泰安市科学技术协会优秀科普资源奖三等奖。

2011 年，应《中国社区医师》编辑部邀请，陶可胜团队举办了幽门螺杆菌感染专题讲座（分三期，论文 14 篇），发表在中国社区医师杂志上：

1. 陶可胜，米宝乐．幽门螺杆菌的发现过程［J］．中国社区医师，2011，27（30）：5.

2. 陶可胜，赵正华．幽门螺杆菌感染的传播和流行病学［J］．中国社区医师，2011，27（30）：6.

3. 陶可胜，王继岩．幽门螺杆菌感染与胃炎［J］．中国社区医师，2011，27（30）：7.

4. 陶可胜，米宝乐．幽门螺杆菌感染与消化性溃疡［J］．中国社区医师，2011，27（30）：8.

5. 陶可胜，董和新．幽门螺杆菌感染与功能性消化不良［J］．中国社区医师，2011，27（31）：5.

6. 张富伟，陶可胜．幽门螺杆菌感染与胃肿瘤［J］．中国社区医师，2011，27（31）：6.

7. 陶可胜，刘远杰，李平. 幽门螺杆菌感染与胃肠外疾病［J］. 中国社区医师，2011，27（31）：7.

8. 陶可胜，赵文华，霍明进. 口腔幽门螺杆菌感染［J］. 中国社区医师，2011，27（31）：8.

9. 陶可胜，高洪远，栾兆生. 幽门螺杆菌感染诊断方法［J］. 中国社区医师，2011，27（31）：9.

10. 陶可胜，朱丽. 幽门螺杆菌感染的西医治疗［J］. 中国社区医师，2011，27（32）：6.

11. 马晓兰，陶可胜. 幽门螺杆菌感染的中医治疗［J］. 中国社区医师，2011，27（32）：7.

12. 陶可胜，袁海鹏. 幽门螺杆菌感染治疗失败的原因［J］. 中国社区医师，2011，27（32）：8.

13. 陶可胜，李改芹. 幽门螺杆菌感染治疗失败的应对措施［J］. 中国社区医师，2011，27（32）：9.

14. 陶可胜，刘永祥. 小儿幽门螺杆菌感染的诊治及相关疾病［J］. 中国社区医师，2011，27（32）：10.

2011—2015 年，重点研究了难治性幽门螺杆菌感染防治，幽门螺杆菌感染与皮肤病关系研究。2012 年 2 月 18 日成立了泰山脾胃病研究所。研究成果如下：

1. 陶可胜，许红玲. 难治性幽门螺杆菌感染治疗方案及选择［J］. 中国中医药咨讯，2012，4（4）：161.

2. 2014 年 7 月，平胃清热利湿法治疗合并幽门螺杆菌感染的慢性荨麻疹的临床研究课题获得泰安市科局立项项目（编号201440774）。

3. 崔俊杰，陶可胜，刘桂林. 慢性荨麻疹与幽门螺杆菌感染的关系［J］. 医学信息，2014，27（07）：490－491.

4. 陶可胜，崔俊杰. 从脾胃湿热探讨探讨幽门螺杆菌感染病机.山东中医药学会第三届脾胃病专业委员会学术研讨会论文汇编［C］，2014，12：188－189.

5. 陶可胜，崔俊杰. 幽门螺杆菌感染与皮肤病的关系.山东中医药学会第三届脾胃病专业委员会学术研讨会论文汇编［C］，2014，12：350－351.

6. 2015 年，"过敏性紫癜分型与幽门螺杆菌感染关系研究"课题获得泰安市科技发展计划项目（编号 2015NS2132）。

参考文献

［1］刘志国，刘士林，马俊文，等．中国幽门螺杆菌研究［M］．北京：科学技术文献出版社，1997.

［2］陶可胜．幽门螺杆菌感染［M］．北京：知识产权出版社，2005.

［3］胡伏莲，周殿元．幽门螺杆菌感染的基础与临床［M］．3版．北京：中国科学技术出版社，2009.

［4］朱文锋．中医诊断学·舌诊［M］．上海：上海科技出版社，2002.

［5］危北海，张万岱，陈治水．中西医结合消化病学［M］．北京：人民卫生出版社，2003.

［6］陶可胜，刘传兵．幽门螺杆菌感染治疗方案及选择［J］．中国社区医师，2010，26（10）：12.

［7］张富伟，陶可胜，郝卫东，等．胃食管反流病中西医诊治［M］．北京：中医古籍出版社，2010.

［8］张凌．我国Hp根除率不到80%［N］．医师报，2010，9，16（07）.

［9］胡伏莲．幽门螺杆菌感染治疗的问题及处理策略［J］．中国中西医结合杂志，2010，30（3）：229－231.

［10］周丽雅，崔荣丽．幽门螺杆菌与胃癌十年［J］．中华内科杂志，2010，49（8）：646.

［11］周丽雅，崔荣丽．幽门螺杆菌与胃癌［J］．中华消化杂志，2010，30（7）：497.

［12］中华中医药学会脾胃病分会．消化性溃疡中医诊疗共识意见（2009，深圳）［J］．中医杂志，2010，51（10）：941－944.

［13］赵忠岩，王江滨，李岩．嗜酸乳杆菌预防和治疗C57BL/6小鼠幽门螺杆菌感染的实验研究［J］．中华消化杂志，2010，30（7）：470.

［14］高静，王庆才，高德安，等．慢性胃炎患者口腔幽门螺杆菌对胃幽

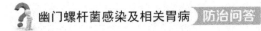

门螺杆菌根除率的影响 ［J］. 中华消化杂志，2010，30（9）：630.

［15］黄一沁，尹曙明，保志军. ^{13}C－尿素呼气试验检测幽门螺杆菌的研究进展 ［J］. 中华消化杂志，2010，30（9）：645.

［16］Malaty. 幽门螺杆菌感染是"穷人病"［N］. 医师报，2010，43（188）：29.

［17］张万岱. 中西医结合提高 Hp 感染的根除率 ［N］. 医师报，2010，43（188）：30.

［18］马晓兰，陶可胜. 幽门螺杆菌感染的中医研究现状与进展 ［J］. 中国社区医师，2010，12（33）：8.

［19］陶可胜，唐平，边瑞宏，等. 幽门螺杆菌感染 ［M］. 北京：知识产权出版社，2010.

［20］范庆云，马晓兰，潘锦敦，等. 幽门螺杆菌感染中西医诊治 ［M］. 北京：中医古籍出版社，2011.

［21］中华医学会消化病学分会，第四次全国幽门螺杆菌感染处理共识报告（2012，井冈山）［J］. 中华内科杂志，2012，51（10）：832 － 837

［22］中华中医药学会脾胃病分会. 消化性溃疡中医诊疗共识意见 ［J］. 中医杂志，2010，51（10）：941 － 944.

［23］European Helicobacter Study Group（EHSG），Management of Helicobacter pylori infection—the Maastricht IV/ Florence Consensus Report ［J］. Gut. 2012，61（5）：646 － 664.

［24］中华医学会消化病学分会，中国慢性胃炎共识意见（2012，上海）［J］. 胃肠病学，2013，18（1）：24 － 36.

［25］胡伏莲. 幽门螺杆菌感染诊疗指南［M］. 北京：人民卫生出版社，2013.

［26］崔俊杰，陶可胜，刘桂林. 慢性荨麻疹与幽门螺杆菌感染的关系 ［J］. 医学信息，2014，27（07）：490 － 491.

［27］陶可胜，米宝乐. 幽门螺杆菌的发现过程 ［J］. 中国社区医师，2011，27（30）：5.

［28］陶可胜，赵正华. 幽门螺杆菌感染的传播和流行病学 ［J］. 中国社区医师，2011，27（30）：6.

［29］陶可胜，王继岩. 幽门螺杆菌感染与胃炎 ［J］. 中国社区医师，2011，27（30）：7.

［30］陶可胜，米宝乐．幽门螺杆菌感染与消化性溃疡［J］．中国社区医师，2011，27（30）：8.

［31］陶可胜，董和新．幽门螺杆菌感染与功能性消化不良［J］．中国社区医师，2011，27（31）：5.

［32］张富伟，陶可胜．幽门螺杆菌感染与胃肿瘤［J］．中国社区医师，2011，27（31）：6.

［33］陶可胜，刘远杰，李平．幽门螺杆菌感染与胃肠外疾病［J］．中国社区医师，2011，27（31）：7.

［34］陶可胜，赵文华，霍明进．口腔幽门螺杆菌感染［J］．中国社区医师，2011，27（31）：8.

［35］陶可胜，高洪远，栾兆生．幽门螺杆菌感染诊断方法［J］．中国社区医师，2011，27（31）：9.

［36］陶可胜，朱丽．幽门螺杆菌感染的西医治疗［J］．中国社区医师，2011，27（32）：6.

［37］马晓兰，陶可胜．幽门螺杆菌感染的中医治疗［J］．中国社区医师，2011，27（32）：7.

［38］陶可胜，袁海鹏．幽门螺杆菌感染治疗失败的原因［J］．2011，27（32）：8.

［39］陶可胜，李改芹．幽门螺杆菌感染治疗失败的应对措施［J］．中国社区医师，2011，27（32）：9.

［40］陶可胜，刘永祥．小儿幽门螺杆菌感染的诊治及相关疾病［J］．中国社区医师，2011，27（32）：10.

［41］陶可胜，许红玲．难治性幽门螺杆菌感染治疗方案及选择［J］．中国中医药咨讯，2012，4（4）：161.

［42］崔俊杰，陶可胜，刘桂林．慢性荨麻疹与幽门螺杆菌感染的关系［J］．医学信息，2014，27（07）：490 – 491.

［43］陶可胜，等．幽门螺杆菌感染［M］．3 版．北京：科学技术文献出版社，2015.

［44］中华医学会儿科学分会消化学组．儿童幽门螺杆菌感染诊治专家共识［J］．中华儿科杂志，2015，53（07）：496 – 498.

图书购买或征订方式

关注官方微信和微博可有机会获得免费赠书

 淘宝店购买方式：
直接搜索淘宝店名：**科学技术文献出版社**

 微信购买方式：
直接搜索微信公众号：**科学技术文献出版社**

 重点书书讯可关注官方微博：
微博名称：**科学技术文献出版社**

 电话邮购方式：
联系人：王 静
电话：010-58882873，13811210803
邮箱：3081881659@qq.com
QQ：3081881659

汇款方式：
户 名：科学技术文献出版社
开户行：工行公主坟支行
帐 号：0200004609014463033